硒与健康新视角

主编　杨　铭　韩　峰

编者　（以姓名汉语拼音为序）

陈日新　中国人民解放军空军航空
　　　　医学研究所附属医院　　　主任医师
戴志强　中国科学院上海药物研究所　研究员
葛　洪　北京高血压联盟研究所　　　主任医师
罗大珍　北京大学生命科学学院　　　教　授
孟济明　海军医科大学附属长海医院　主任医师
王　健　苏州硒泰克生物科技有限公司　博　士
武济民　中国科学院上海药物研究所　研究员

U0257598

北京大学医学出版社

XI YU JIANKANG XINSHIJIAO

图书在版编目（CIP）数据

硒与健康新视角 / 杨铭，韩峰主编 . —北京：
北京大学医学出版社，2018.10（2025.3 重印）
ISBN 978-7-5659-1868-1

Ⅰ . ①硒…　Ⅱ . ①杨…②韩…　Ⅲ . ①硒 - 关系 - 健
康　Ⅳ . ① R151.2

中国版本图书馆 CIP 数据核字（2018）第 230125 号

硒与健康新视角

主　　编：杨　铭　韩　峰
出版发行：北京大学医学出版社
地　　址：（100191）北京市海淀区学院路 38 号　北京大学医学部院内
电　　话：发行部 010-82802230；图书邮购 010-82802495
网　　址：http://www.pumpress.com.cn
E - m a i l：booksale@bjmu.edu.cn
印　　刷：北京信彩瑞禾印刷厂
经　　销：新华书店
责任编辑：袁朝阳　　责任校对：靳新强　　责任印制：李　啸
开　　本：889 mm×1194 mm　1/32　印张：6.625　字数：152 千字
版　　次：2018 年 10 月第 1 版　2025 年 3 月第 7 次印刷
书　　号：ISBN 978-7-5659-1868-1
定　　价：25.00 元
版权所有，违者必究
（凡属质量问题请与本社发行部联系退换）

前　言

伟大的瑞典化学家 J. J. Berzelius 于 1817 年发现了硒元素。他在世时绝不会想到，两个世纪后，科学家们在他的家乡隆重集会，纪念硒元素发现 200 周年！他也不会想到，200 年过去了，硒元素已被公认为人体所需的最重要的微量元素之一！

1973 年，世界卫生组织（WHO）宣布：硒是人体必需的微量元素，并规定了摄入标准。1988 年，中国营养学会亦将硒列为每日膳食必需营养素之一。然而，硒是外源性的，不能由人体自发产生，必须从外界摄入。也就是说，人类应该像摄入糖、蛋白质和脂肪一样，每天摄取足量的硒，才能保持体内营养素的平衡。美国研究硒的著名专家，康奈尔大学 Combs 教授多次呼吁，现行硒摄入标准仅是从满足人体基本生理需要考虑的，若从预防疾病的角度考虑，有必要进一步提高硒的摄入标准。这意味着全球大多数人群需要补硒。

我国学者对硒的研究起步并不晚。20 世纪 80 年代初，中国医学科学院杨光圻和西安医学院徐光禄就发表了补硒可以有效控制克山病的研究成果，并因此获得了 1984 年国际“施瓦茨（Schwarz）奖”。1996 年，医学专家于树玉和西安交通大学医学部（原西安医科大学）莫旭东等因补硒预防肝癌的实验研究再次获此殊荣。我国湖北恩施作为全球唯一探明独立硒矿藏所在地，被十四届国际人与动物微量元素大会授予“世界硒都”的称号。2016 年，湖北省政府全力支持恩施建设“世界硒都·中国硒谷”的建议。

我国还曾取得了第三届和第六届“硒在生物学和医学中的作用”国际讨论会的举办权，这表明中国在硒生物效应研究方面已受世界瞩目。但不容忽视的是：我国仍是一个缺硒大国，有 7 亿人口生活在缺硒地区，处于缺硒的隐形饥饿状态，科学补硒迫在眉睫。更加严峻的是，由于宣传力度不够，加上文化水平、营养观念的限制，很多人对硒元素的认知仍很少，难以意识到补硒对人体健康的重要性。另外，需要强调的是，硒在生物体内的安全剂量范围也比较狭窄，应该根据人体的血硒水平而决定需要补硒的量及补硒的持续时间。所以科学补硒尤为重要。

《"健康中国 2030"规划纲要》的制定和实施，首次从国家战略层面将国民的健康问题提到前所未有的高度，同时也赋予了我们医药卫生工作者新的使命。中华人民共和国国家卫生和计划生育委员会于 2017 年 9 月 14 日发布了新的中华人民共和国卫生行业标准（2018 年 4 月 1 日开始实施），在中国居民膳食营养素参考摄入量中规定每个成人每天硒的摄入量为 60 ~ 400 微克（μg）。国家卫生健康委员会与国家市场监督管理局于 2018 年 6 月 21 日联合发布了食品营养强化剂——硒蛋白的食品安全国家标准，并于 2018 年 12 月 21 日开始实施。硒与健康的关系密切而复杂，目前的流行病学数据还较为缺乏，为了普及科学补硒的知识，宣传科学补硒的重要性，促进硒的健康效应研究更深入地开展，我们组织业内专家、学者、医务工作者编写了科普读物《硒与健康新视角》一书，以期为提高全民健康水平贡献绵薄之力。

全书共分十七章，第一至五章为上篇，介绍了有关硒元素的基础知识，以及硒在人体内的代谢规律，硒的生物学效应及检测，并介绍了科学补硒相关知识等。第六章到第十七章为下篇，均为硒与疾病的关系以及硒预防疾病的机制探讨，特别对于癌症这个人类健康的主要杀手进行了重点讨论。第五章中涉及无机硒、有机硒化合物及植物活性硒，并探讨了活性更高且毒性相对低的纳米硒成为新型治疗药物及硒营养补充剂的可能性。全书采取问答的形式，尽量做到内容深入浅出，语言通俗易懂，可读性强。

　　希望该科普读物的出版能够解除读者有关补硒的困惑，做到自觉补硒，科学补硒。

　　在《硒与健康新视角》付梓之际，感谢北京大学医学出版社的鼎力协助。特别感谢参加撰写的所有专家、教授、临床医师及科学工作者，感谢他们的辛勤劳动、无私奉献！本书难免有疏漏之处，欢迎批评、指正！

杨　铭　韩　峰

2018 年夏

目　录

下篇

上篇

第一章　硒的简介与硒的研究历程

一、硒的简介

硒与生命息息相关，它是生物体内多种含硒酶和硒蛋白的组成部分。硒的日需要量仅占日口粮（或饲料）的 1‰ ~ 3‰，不能由其他类似的营养素（如维生素 E）来代替，这是经世界多国科学家大量研究后所达成的共识。

1. 你知道离奇的硒吗？

不管是否知晓，硒都时刻与你相随，任劳任怨地在你身体的细胞里辛勤地工作着，维护你的健康，赋予你生命和活力。实际上，硒与钙和碘一样对维持生命发挥着重要作用[1]。

硒是矿物元素，生物体需要的矿物元素可分为两类——宏量元素和微量元素，硒是生物体内不可缺少的、对生命过程有重大作用的微量元素。虽然需要量不多，但不可缺少。如果人体内硒含量长期低于每千克体重 100μg，就可能引起肝坏死、心脏病、癌症、糖尿病、关节炎等几十种疾病。因此，硒不仅被看成是生物体内所必需的微量元素之一，而且是目前已知微量元素中较为重要的一种[2]。硒不能由其他类似的营养素（如维生素 E）代替。自然界中硒含量很少，一部分存在于铜、铁、铅矿以及硫等化合物中，另一部分存在于土壤、动植物等体内；直到在中国恩施发现富含硒的独立硒矿之后（恩施被称为"世界硒都·中国硒谷"），才否定了硒不能形成独立矿床的论断。

2. 你知道硒的发现和命名吗？

有人推测，古代植物含有丰富的硒。通过这些植物与硒在生物循环中的作用研究得到的资料显示，白垩纪油页岩中硒的含量很高[3]。随着地球变迁，硒的含量减少，这也许是恐龙灭绝的原因之一。硒在地球上存在的历史悠久，直到1817年瑞典化学家J.J.Berzelius从硫酸工厂铅室底部发现了一种红色粉状物质才敲开了硒的大门。最初它被认为是碲，经过不断的试验分析后，确定其不是碲，这才有了正式命名。由于碲和硒的性质非常类似，碲的名称为Tellurium，在希腊语中是地球，故将硒取名为Selene，在希腊语中是月亮，英文名为Selenium，中文将其音译为硒。

● 3. 你知道硒在化学元素周期表中的位置吗?

硒在元素周期表中属于硫族元素，有很强的抗氧化性（表1-1）。

表1-1　硒在元素周期表中的位置

周期数 ＼ 族数	V A	VI A	VII A
3	15 磷 P	16 硫 S	17 氯 Cl
4	33 砷 As	34 硒 Se	35 溴 Br
5	51 锑 S6	52 碲 Te	53 碘 I

注：A—表示主族；34—表示硒的原子序数

从表中位置看，硒在硫和碲之间，位于第四周期的砷和溴之间，属于非金属下部和左边，是准金属。因此，硒的物理化学特性介于金属与非金属之间。比较起来，硒和硫更相近。从硫的化合物和生理功能可以推测硒在生物体内的作用。硒有很强的抗氧化性，这与硒的形态密切相关。1817年，J.J.Berzelius在制得硒的时候还发现硒的同素异形体和晶体系等多种形式的硒；目前研究认为硒的形态多达近百种。

● 4. 你知道硒与生命息息相关吗?

人体由 60 万 ~ 100 万个细胞组成。细胞中心是基因 DNA，细胞不眠不休地运作以维持人体系统功能，保障生命和活动。在这个过程中，必然要有氧的参加，同时也会产生大量的自由基。另外，情绪、压力、环境污染、农药、药物的服用、汽车尾气污染等都会使体内产生大量自由基。总之，我们的细胞无时无刻不被自由基的发生源所包围。过去半个世纪中，最重要的医学发现涉及两种物质，就是"自由基"和"抗氧化物质"。根据最新统计，有 80% 的退化性疾病与自由基有关，包括心脑血管病、癌症、关节炎、肝病、肾病、阿尔茨海默病、糖尿病，甚至人的衰老与死亡都与自由基攻击细胞基因 DNA 以及催化体内生化反应的酶有关。所以体内存在的过量自由基是健康与长寿的"杀手"。

谷胱甘肽过氧化物酶（GSH-Px）是第一时间消灭自由基的主力部队，而硒就是 GSH-Px 的重要组成部分，这个酶缺少硒就没有活性。20 世纪 60 年代末的研究结论表明，硒能催化过氧化物的分解，使之分解为对身体无害的氧和水（图 1-1）。硒能捕获并消灭自由基；维生素 E 可减少过氧化物的形成；含硫氨基酸是 GSH-Px 的前体酶。硒是保护生命的大功臣，抗氧化扫除自由基是硒的根本。它的另一个特点是在机体内广泛存在：胞浆中 GSH-Px、血浆中 GSH-Px、磷脂过氧化物 GSH-Px 以及胃肠的 GSH-Px 都含有硒，它们分工合作保护着细胞的里里外外。

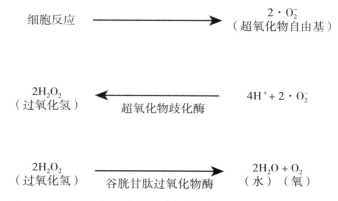

图 1-1　细胞反应与谷胱甘肽过氧化物酶分解过氧化物的示意图

近 30 年来，许多国家开展了硒对人体健康的作用研究，证明了微量元素硒在生命过程中发挥重大作用。硒已成为多功能的生命营养素，具有抗癌防癌，保护心脏，防治克山病、大骨节病、肝病、糖尿病、前列腺疾病，保护视力，提高免疫力，延缓衰老，解除重金属毒性而排出体外（目前已确定重金属是汞、镉、铅）等作用。硒的更多功效将在本书后面详细介绍，这里不再赘述。

二、硒的研究历程

硒的研究历史告诉我们：硒的生物效应的发现是硒研究领域中的一个重要里程碑。

1. 你知道是谁发现了硒的生物学效应吗？

在 J.J.Berzelius 发现硒之后的 130 多年中，人们对这一元素的毒性研究较多。那么是谁为硒平反的呢？这要追溯到第二次世界大战期间，由于战争造成食品缺乏，导致许多人营养不良，引起肝坏死。这促使德国出生的生物化学家 K.Schwarz 着手进行研究，他通过大量实验，建立了肝坏死与缺硒有关的概念。他在 1957 年发表了一篇文章，说明在用缺硒酵母食品喂养动物的实验中，动物出现了肝坏死（由于疾病导致细胞死亡）；当他改用含足够量的硒酵母食品喂养老鼠时，肝坏死问题消失了。这是硒研究领域的一个转折点。在此以前，硒被认为是有毒物质，因为动物和人类摄入过量的硒会中毒。Schwarz 的研究工作首次清楚地表明，适量摄入硒对于健康至关重要。在随后的 10 年中，他和同事们对大型家畜动物饮食进行了大量实验，证明在饲料中适量加入硒可使这类动物的疑难疾病有所好转。这极大地推动了美国在大型畜类食品中添加硒的研究工作，也激发了研究人员在硒与人类健康和疾病关系方面的研究。人们为了纪念 Schwarz，特别设立了一个专门的科学奖，以奖励在硒研究领域做出杰出贡献的科学家。

● 2. 在硒的研究领域所取得的世界性研究成果有哪些？

1966 年，第一届"硒在生物学和医学中的研究和进展"国际研讨会在美国召开。研究硒的各国同行首次进行了交流与合作，推动了硒的研究进程和创新。这也是最早以单一元素为议题的一次国际研讨会。

1969 年，中国在用亚硒酸钠控制克山病和大骨节病等地方性疾病方面取得进展。早在 1935 年，我国黑龙江省克山县发现了克山病，患者心脏泵血功能低下，心脏变大，功能减弱，有时还口吐黄水。此病在东北地区发病率非常高，死亡率也非常高。1965 年，西安医学院的研究人员开始尝试用亚硒酸钠片和维生素 E 片治疗克山病，取得了初步成效。1969 年，中国医学科学院克山病研究小分队发现病区普遍缺硒，明确了硒与克山病的关系，专用亚硒酸钠片治疗，基本解决了困扰病区近 35 年的难题。现在克山病已得到控制。这又一次证明了在缺硒地区的居民需要适量补充硒的结论。1984 年召开的第三届硒国际研讨会上，中国医学科学院的研究人员做了关于用亚硒酸钠防治克山病的报告，受到国外学者的高度重视和赞扬，并获得国际"施瓦茨奖"，奠定了我国科学界在世界硒研究史上的重要地位[4]。

1969 ~ 1971 年，Shamberger 和 Frost 研究了美国一些地区谷物中的硒含量与生活在该地区居民的癌症发病率的关系，结合一系列试验和临床研究指出：谷物含硒水平越低，居民癌症发病率越高，且富硒地区比贫硒地区癌症发生率低等等[5]。这是最早的有关硒与癌症关系的研究。实际上，在 1915 年就有人提出过硒有抗肿瘤的作用，但一直没有引起重视，因为人们还在硒是有毒的浓雾中徘徊。

1973 年，Rotruck 和威斯康星大学的同事发表的研究结果表明，含硒的抗氧化酶是谷胱甘肽过氧化物酶分子家族的一个组成部分，该酶与免疫、衰老、抗氧化、抗癌密切相关，对人体健康至关重要。谷胱甘肽过氧化物酶（GSH-Px）是赋予具有氧化性质的酶家族的名称。已经鉴定出至少 8 种不同的 GSH-Px，其中至少有 5 种是抗氧化酶[10]。

1973 年世界卫生组织（WHO）确认，硒是人类和动物生命中必需的微量元素。

1982 年，中国科学院地理所（现中国科学院地理科学与资源研究所）环境与地方病组在《营养学报》首先报道：我国有 72% 的地区属于缺硒或低硒地区，这些地区 2/3 的人口存在不同程度的硒摄入不足情况。

1982 ~ 1990 年，我国科学家杨光圻等在低硒的克山地区和高硒的湖北恩施地区进行了长达 8 年关于硒的需要量和安全量的研究工作。研究结果建议，每日硒的摄入量范围为 50 ～ 250μg，最高硒安全摄入量为每日 400μg。该推荐量后来被 WHO 所采用。

1983 ～ 1996 年，美国亚利桑那大学的 Clark 教授进行了为期 13 年的补硒双盲试验，受试者 1312 名，其中约一半每日补充硒 200μg。结果在补硒的人群中，癌的总发生率和死亡率分别降低了 37% 和 50%，其中硒对前列腺癌、肺癌、直肠癌的防治效果比较明显，其发生率分别降低了 60%、46%、58%，这个开拓性研究被誉为"硒防癌里程碑"研究。

1985 ～ 1991 年，中美两国科学工作者在食管癌、贲门癌高发的中国河南省林县进行了两项随机双盲试验。研究发现，补充硒酵母、维生素 E 和胡萝卜素的试验组，总死亡率、癌症总死亡率分别下降 9%、13%，其中尤以胃癌最为明显，死亡率降低 20%。

1986 ～ 1994 年，中国医学专家于树玉等在江苏启东县 13 万居民中进行了补硒预防肝癌的实验。结果证实，补硒可使肝炎发病率下降 35%，使有肝癌家族史者肝癌的发病率下降 50%。此外，还证实补硒可提高人体免疫力，不易传染病毒性肝炎。

1990 年 5 月 28 日，日本产业新闻报报导：日本国立健康研究院首次发现，硒可以缓解糖尿病的症状。

1994 ～ 1997 年，美国乔治亚大学 Taylor 教授等根据基础和临床研究结果，总结出"病毒硒蛋白"理论，其主要内容为：一些由病毒（如肝炎病毒、艾滋病病毒、流感病毒等）引发疾病者体内存在缺硒的情况。补硒有利于抑制病毒的复制，其原因不仅仅是通过补硒提高了机体的免疫力，更重要的是硒可以直接作用于病毒。这一理论也同时解释了硒防治肝炎、克山病（柯萨奇病毒）的机制。

　　1994 ~ 1997 年，我国研究人员张劲松、高学云等发明了纳米硒，纳米硒的特点是具有高活性、高安全性等。1997 年，纳米硒通过国家鉴定，表明我国在硒的研究与应用方面均有所创新，达到国际先进水平。

　　1999 年，James·Oldfield 出版了《世界硒元素地图集》（2002 年再版），详细介绍了土壤、农作物、动物营养和人类营养中硒的可获得性和稀缺性。《世界硒元素地图集》被证明对于需要补硒的硒缺乏区域图的绘制特别有用。

三、硒的研究现状

　　世界卫生组织（WHO）确认"硒是人体生命必需的微量元素"；中国营养学会将硒列入人体不可缺少的 15 种营养素之一；著名营养学家于若木呼吁，要像补碘一样抓好全民补硒工作……全国广大的科技工作者热情高涨，投身于研究和开发硒产品的工作中，取得了较大的进展。

● 1. 硒产品的研究开发现状怎样？

　　目前，已批准的"食健字号"保健品和"国药准字号"药品中自称有补硒功效的有 180 种，其中有较好补硒功效的约占一半。

　　富硒大米已成为主要的富硒农产品。安徽巢湖、江苏洪泽湖、河南唐河县、南京六合区、湖北恩施市、黑龙江鸡东县等 16 个地区都已开发出质量较高的富硒大米。其中有的获市级科技进步奖，有的获国家质量安全认证及"无公害"农产品等称号,有的还进入泰国、新加坡等东南亚市场,亦出口到蒙古和意大利等国家。

此外,还有富硒茶、富硒蛋白粉、富硒菜籽油、富硒大豆油、富硒苹果、富硒花生、富硒枣、富硒香菇、富硒木耳等。

2008 年,中国科学技术大学赵其国院士首先提出了功能农业的概念。简单来说,功能农业就是要种植具有保健功能的农产品(富含硒、锌、钙、铁、碘等矿物质元素等)。现通过硒谷科技已实现硒的规模化推广,生产出包括大米、面粉、玉米粉等主粮,以及蔬菜、水果、茶等标准化(产品含硒量、硒的摄入量、操作规范等标准化)的富硒农产品 [8]。

2. 硒在防治疾病方面有何进展?

最近十几年,国内外的医学工作者对硒在防治癌症、心脑血管病、糖尿病、甲状腺激素调节、获得性免疫缺陷综合征(艾滋病)、神经系统衰减、抗重金属等方面进行了试验研究,取得了一定进展。美国在硒与防治疾病的现代试验研究中,采用复合补硒的趋向是值得重视的。例如在防治癌症的试验中有的采用硒与维生素 E、维生素 C、胡萝卜素和锌的组合 [9];又如在防治心血管疾病的试验中有的采用硒与辅酶 Q10、OMEGA3 和锰的组合 [10]。试验结果发现,复合补硒比单纯补硒的效果要好。

国内批准上市的富硒药品目前还不多,一类是以微生物转化法制成的,如硒酵母片等;另一类是以植物转化法制成,如硒维康嚼片(其中含麦芽硒)等。中国的神舟五号、六号飞船发射时,搭载的硒酵母的转化率比地球上高很多倍。现已将在太空筛选出的优良酵母菌种制成富硒酵母产品,该产品已在医院进行一期临床试验。

总的来说，硒在治疗疾病方面的机制尚不明确，有待进一步的深入研究。

在美国，含硒保健品包装上若标出有抗某种癌症效应，则在其说明书中必须写上美国食品药品监督管理局（FDA）的声明：某些科学证据显示摄入硒有可能在人体内产生抗癌效应，但是 FDA 认为这些证据是有限的而非结论性的[11]。

硒与人类寿命的关系也是今后研究的重要课题之一。长期摄入较多的硒是长寿乡村民长寿的主要原因还是一般原因，需进一步跟踪研究并需要有科学的数据说明。现中国已与有关的国际专家选定一些长寿乡进行合作研究。

3. 关于硒的研究开发及国际交流进展如何？

自 2009 年 10 月第一届"国际硒与环境和人体健康会议"举办以来，至今已召开了五届，其中有三届的召开地点是在中国。中国科学技术大学的尹雪斌博士应邀在第四届"国际硒与环境和人体健康会议"上做了"中国功能农业：从研究到实践"的报告。

国际硒研究学会于 2013 年 11 月在中国合肥成立。这是第一个集合了国际硒研究领域知名学者的科技组织，其秘书处设在中国科技大学。第一届学会主席由美国农业部首席科学家 Gary Banuelos 担任，中国科学技术大学的尹雪斌博士担任秘书长。

为了纪念硒发现 200 周年，第十一届硒与生物学和医学国际研讨会暨第五届国际硒与环境和人体健康会议于 2017 年 8 月 13 日在瑞典斯德哥尔摩的卡罗林斯卡学院举行（硒发现人 J.J.Berzelius 生前是该学院的教授）。会议由瑞典卡洛琳斯卡医学院与中国科学技术大学联合主办。瑞典卡洛琳斯卡医学院 Elias Arner 教授任主席，中国科学技术大学尹雪斌博士为共同主席。出席本次大会的有中、英、美、法、瑞典等 41 个国家的专家和国际科研机构代表。尹博士在会上做了"中国功能农业十年研究与实践"的主题报告，介绍了中国功能农业近十年来的理论体系建设、产业化实践、综合示范、国家行业标准制定等内容，特别阐述了以生物营养强化技术为基础，功能农业在解决中国硒缺乏区域"隐性饥饿"问题上的有关应用实践。南京天脉德源健康产业集团的丛欣先生在分会场做了专题报告，详细介绍了从植物硒的人工规模化种植技术到植物硒的高科技萃取、纯化技术，再到具有创新价值的硒萃等产品制片技术等内容。中国代表团的涂书新教授等也提交了相关论文。中国苏州硒谷科技（Setek）有限公司再获"全球金牌赞助商"称号。中国在硒的研究和应用方面已在国际发挥了举足轻重的作用。

此外，2011 年 9 月 19 日，在第十四届国际人与动物微量元素大会（简称 TEMA14）·仙居恩施国际硒资源开发利用研讨会上，由 TEMA 学术委员会主席、加拿大多伦多大学 Mary Labbe 教授授予恩施市"世界硒都"匾牌；她还和大会执行主席美国康奈尔大学雷新根教授一起亲笔签名颁发"世界硒都"荣誉证书。

国际同行通过交流合作、相互学习、取长补短，推动了微量元素硒的研究和创新，从而更安全、高效地为人类服务，同时也扩大了中国在硒研究领域的国际影响。

回顾硒发展的历史和现状，可以看出硒的发展是很曲折的，经历了从人们对它的误解到理解、从不认识到认识、从不接受到接受的过程。人们越来越认识到补硒对健康的重要性。在诸多的矿物元素中，没有哪一个元素能像硒元素那样对人类健康产生如此深刻和广泛的影响。

（罗大珍）

参考文献

1．Lyle Mac Villiam，MSc，FP 著，郑永钦译，NutriSearch 美洲营养补充品比较指南［M］．美国印刷出版及装订，2015．5．

2．徐辉碧．生物微量元素——硒［M］．武汉：华中工学院出版社，1983：8.

3．Tolonen．Vitamins and Minerals in health and nutrition［M］．New York：Ellis Horwood，1990.

4．中国科学技术大学苏州研究院.《硒故事》1-30 合集，2016．http：//www.360doc.com/content/16/0929/16/34156083_594671043.shtml.

5．Shamberger，R.J，& Frost．D.V．Possible Protective effect of Selenium against human Cancer［J］．Canadian Association Journal，1969，100（14）：682.

6．利川科普．科学补硒之硒元素的发现及发展历程，2016．8．www.360doc.com/content/16/0808/09/2205372_581614357.shtml.

7．彭祚全，国内硒产品开发现状，2016．www.360doc.com/ content/16/1125/09/6843215_609347545.shtml

8．赵其国，尹雪斌．功能农业［M］．北京：科技出版社，2016．9-11，53-59，115.

9．Assmann，K.E.，Andreeva，V.A.，Jeandel，C.，Hercberg，S.，Galan，P.，& Kesse-Guyot，E．Healthy Aging 5 Years After a Period of Daily Supplementation with Antioxidant Nutrients：A Post Hoc Analysis of the French Randomized Trial SU.VI.MAX［J］．American Journal of Epidemiology，2015，182（8）：694-704.

10．Leong，J.，van der Merwe，J.，Pepe，S.，Bailey，M.，Perkins，A.，Lymbury，R.，& Rosenfeldt，F．Perioperative metabolic therapy improves redox status and outcomes in cardiac surgery patients：a randomised trial［J］．Heart，Lung & Circulation，2010，19（10）．584-591.

11．美国食品药品监督管理局关于硒与癌症治疗相关性的最终决定．2003．https：//www.fda.gov/food/ingredientspackaginglabeling/ labelingnutrition/ucm072780.htm

第二章　硒在人体内的吸收、分布与代谢

> 　　在营养科学领域，膳食补充剂、中草药及其他营养物质，几乎都是通过口腔、胃肠道被消化、吸收，再通过血液循环分布到各组织器官中参与代谢并发挥作用。
>
> 　　本章重点讨论硒制剂在人体的消化吸收、分布与代谢。

1. 硒的消化吸收通过哪些方法评估？

　　硒制剂的可消化能力一般通过消化率 [1] 评估，即可消化营养物质占食入营养物质的百分比。通常通过一次补充富硒营养物质的动物实验进行评估。硒消化率又分为硒表观消化率和硒真实消化率两种。让我们以粪代谢硒为例了解两者的区别。粪代谢硒是指肠道内源性硒，是指实验对象完全不摄入硒时粪便中的含硒量。硒表观消化率（%）=（食物硒 − 粪硒）/ 食物硒 × 100%；真实消化率需要将粪硒减去粪代谢硒，相当于扣除背景值，即硒真实消化率（%）=［食物硒 −（粪硒 − 粪代谢硒）］/ 食物硒 × 100%。

　　研究营养物质吸收性的方法主要有以下三种：一是在体外胃肠模拟系统的肠阶段中加入一种像茶包一样独立的但有吸附能力的胶体类物质，通过吸附与解吸附模拟机体小肠的吸收功能 [2]；二是利用大鼠等动物实验进行评估 [3]；三是利用 Caco-2 细胞模型法，该法最早由 Borchardt 和 Workers 在 1989 年提出，目前在营养元素的吸收评价研究中得到广泛应用 [4]。

2. 硒主要在人体哪个部位被吸收？

　　含硒的物质进入人体消化道后，主要在十二指肠被吸收。无机硒，比如硒酸钠、亚硒酸钠通过被动运输的方式进入血液循环，硒代蛋氨酸、硒代胱氨酸等硒代氨基酸通过主动运输的方式进入人体。

● 3. 硒在人体中是怎么分布的？

波兰曾经对意外死亡和疾病死亡的人群做过分析，其组织硒含量按浓度从高到低分别为肾脏 > 肝脏 > 脾脏 > 胰脏 > 心脏 > 脑 > 肺 > 骨骼 > 骨骼肌，由于骨骼肌占人体比重最高，从硒总量看骨骼肌占比最高，可达到 27.5%，其次是骨骼（16%）及血液（10%）。癌症患者生理组织硒含量显著低于正常人，而酗酒者肝脏硒含量水平最低[5]。

动物体硒分布对探讨人体硒分布有着非常重要的指导意义。用不同浓度梯度的硒代蛋氨酸饲料喂豚鼠发现，豚鼠组织硒的含量与饲料硒浓度有很好的相关性（Gu et al., 1998）。其中 4mg/kg 的补硒浓度，组织硒含量依次为：肝脏（56.5±7.1）mg/kg、肾脏（20.8±3.4）mg/kg、心脏（14.7±0.7）mg/kg、骨骼肌（13.9±0.5）mg/kg、脾脏（10.8±0.8）mg/kg、睾丸（8.2±1.2）mg/kg、脑组织（7.4±0.1）mg/kg；补充相同浓度硒酸钠（4.0mg/kg）饲料，各组织硒含量依次为肝脏（32.4±7.1）mg/kg、肾脏（23.2±3.4）mg/kg、睾丸（6.6±1.2）mg/kg、脾脏（4.9±0.8）mg/kg、心脏（4.0±0.7）mg/kg、脑组织（2.5±0.1）mg/kg、骨骼肌（1.2±0.4）mg/kg。可以看出，硒在动物体内分布很不均匀，而且不同的补硒形式对其生理组织硒分布也有很大的影响。

总的来说，肾脏和肝脏是人体硒浓度最高的两个器官，硒制剂的形态以及疾病也会影响硒在人体内的分布。

● 4. 硒在人体中是怎么代谢的？

无机硒和硒代氨基酸在人体内的代谢路线不同，硒酸盐及亚硒酸盐以被动运输方式进入机体，首先还原成 H_2Se 的形式，H_2Se 一部分被转化为硒多糖并储存在体内，一部分被磷酸化最终以硒代半胱氨酸的形式进入硒蛋白中，从而发挥重要的生物学作用；另一部分则是通过不断的甲基化，产生二甲基硒和三甲基硒被排出体外。硒甲基硒代半胱氨酸等甲基化的含硒氨基酸可直接形成一甲基硒，继而转化为 H_2Se 被用于硒蛋白的合成或转化为硒多糖储存起来，其他的一甲基硒继续甲基化形成二甲基硒和三甲基硒被排出体外。硒代半胱氨酸在人体内可直接形成 H_2Se，参与 H_2Se 代谢。硒代蛋氨酸是动物体、人体甚至植物体中硒在自然状态下主要的存在形式，硒代蛋氨酸经过主动运输进入人体后，其主要部分通过非特异性反应取代蛋白质中的硫而形成含硒蛋白，其余的部分转化为硒代半胱氨酸或裂解为一甲基硒，参与到接下来的代谢中 [7]。

（王　健）

参考文献

1．Alimohamady R，Aliarabi H，et al. Influence of Different Amounts and Sources of Selenium Supplementation on Performance，Some Blood Parameters，and Nutrient Digestibility in Lambs [J]. Biological Trace Element Research，2013，154：45-54.

2．Rodriguez RR，Basta NT，et al. An in vitro gastrointestinal method to estimate bioavailable arsenic in contaminated soils and solid media [J]. Environmental Science & Technology，1999，33：642-649.

3．吴冬梅，唐良艳，等. 几种多肽在大鼠离体小肠中的吸收 [J]. 药物生物技术，2007：356-360.

4．Vitali D，Radic M，et al. In vitro approach（solubility and Caco-2 uptake）to compare Cu availability from model cookies [J]. European Food Research and Technology，2010，230：707-714.

5. Zachara BA, Pawluk H, et al. Tissue level, distribution, and total body selenium content in healthy and diseased humans in poland [J]. Archives of Environmental Health, 2001, 56: 461-466.

6. Gu QP, Xia YM, et al. Distribution of selenium between plasma fractions in guinea pigs and humans with various intakes of dietary selenium [J]. Journal of Trace Elements in Medicine and Biology, 1998, 12: 8-15.

7. Thiry C, Ruttens A, et al. Current knowledge in species-related bioavailability of selenium in food [J]. Food Chemistry, 2012, 130: 767-784.

第三章　硒的生物学效应

一、抗氧化、清除自由基

> 自由基在体内广泛存在，若产生过多或清除不利就会对机体健康造成危害。硒能有效地清除有害自由基。

● 1. 生物体内的自由基是何物？对机体有何危害？

生物体内的自由基是细胞代谢过程中产生的物质，它能诱导氧化反应，使细胞膜中的不饱和脂类发生超氧化反应，所产生的脂质过氧化物会使细胞膜结构和功能发生改变，对机体内各组织器官都会造成氧化性损伤。自由基也会损害细胞体内的 DNA，引发多种疾病，甚至是癌症。在正常状态下体内自由基的产生与清除处于动态平衡，机体也可以利用某些自由基。但是，如果平衡被打破，或者自由基产生过多，或者清除机制出了问题，过量的自由基必然对机体造成损伤，还会导致组织和器官的衰老，所以被称为细胞的老化诱导剂。

● 2. 体内自由基从何而来？

（1）大部分自由基是在机体代谢过程中产生的，比如糖代谢过程中产生羟自由基。糖代谢是机体一切活动所需能量的来源，故体内最多的是羟自由基。蛋白质和脂肪在代谢时同样产生氧化多肽、脂质过氧化物等自由基，如氧化胆固醇。

（2）部分自由基来自污染物。空气、水和食物都可以被污染；雾霾天气可以严重地污染空气。工业企业排放的废物中含有大量的自由基，可以污染水源和粮食、蔬菜、水果。我们吸入被污染的空气，喝了被污染的水，吃了被污染的食物，其中的自由基就会从呼吸道和消化道进入体内，真有一种防不胜防的感觉。

（3）过剩的自由基对机体各组织会造成很多损害。正常的动脉内膜都是光滑的、富有弹性的，当有较多的自由基存在于血液中时，这些自由基会对动脉内膜细胞造成氧化性损害，血管内膜由此产生瘢痕，变得粗糙。当血液流经此处时，会产生小的漩涡，血中的胆固醇颗粒就会在漩涡处沉淀下来，逐渐形成斑块，进一步造成动脉粥样硬化，由此可引发多器官的疾病，如高血压、心脑血管疾病、肾病、糖尿病等。氧化胆固醇这类自由基会刺激结肠、直肠黏膜增生，生成息肉，最终可以发展成结肠癌和直肠癌，危及生命。

3. 机体内有清除自由基的物质吗？它们与硒的关系如何？

机体内有三种抗氧化酶能有效地清除自由基。

（1）超氧化物歧化酶（SOD）：主要清除由外界通过呼吸道和消化道进入体内的自由基。SOD 的抗氧化能力很强，它在体内的含量关系到机体衰老的程度。

（2）过氧化氢酶（CAT）：主要清除体内的过氧化氢自由基，有效保护血管内膜免受损伤。

（3）谷胱甘肽过氧化物酶（GSH-Px）：主要清除体内的脂质过氧化物，如氧化胆固醇，使肠道不易生长息肉。GSH-Px 还能促进细胞膜上的磷脂活性，增强细胞膜的抗病能力。同时，它还能清除过氧化氢自由基。GSH-Px 还能增强其他抗氧化酶的活性并提高其抗氧化的能力，故而是抗氧化的多面手。GSH-Px 是一种含硒酶，一个 GSH-Px 分子中含有 4 个硒原子。体内硒含量多，这种酶就多，其活性和抗氧化作用就越强。

抗氧化酶通过去掉过氧化物分子上多余的带负电子的

氧原子，使其还原成无毒的物质，从而解除过氧化物的氧化毒性。例如，将2个过氧化氢分子上的氧原子去掉，变成2个无毒的正常的水分子（H_2O）和一个氧分子（O_2），这些正常的水和氧，还可以得到机体的重新利用。

青壮年时，上述抗氧化酶在体内合成的量和酶活性都能满足机体清除自由基的需要，保持健康。但随着年龄的增加而不断老化的组织细胞合成这些抗氧化酶的能力降低，酶含量减少，其酶活性亦随之减弱，逐渐不能满足体内清除自由基的要求。尤其是体内缺硒时，这种情况更加严重，体内的自由基不断积累增加，不断地对组织细胞造成损伤，从而引发多种老年性疾病。

4. 硒能增强机体抗氧化能力吗？

硒能从多方面提高机体的抗氧化能力，清除自由基，保护机体健康[1-4]。

（1）提高组织细胞的生理功能，增强组织细胞对自由基的抵抗力。

（2）提高组织细胞合成抗氧化酶的能力，增强体内抗氧化酶的含量。

（3）增强抗氧化酶的活性，提高抗氧化的能力。

（4）GSH-Px是含硒酶，抗氧化的多面手，抗氧化能力很强。它存在于血液胞浆之中，能显著提高细胞膜上磷脂的活性，增强细胞膜的抗病性，保护细胞免受自由基的损害。因为它是由三个氨基酸组成的三肽酶，对蛋白质有较强的亲和力，其抗氧化、保护细胞的能力更强。

（5）增强SOD的活性，有效控制通过消化道摄入自由基的量。

二、解毒功能、拮抗重金属

重金属能造成机体多方面的中毒性损害，硒能有效地解除重金属之毒。

● 1. 机体内的重金属从何而来？

体内常见的超标重金属有铅、汞、镉、砷等，主要通过以下几个途径进入体内[5-10]。

（1）从土壤中来：我国有 16% 的耕地受到重金属的污染，涉及农作物包括粮食、蔬菜、水果。这些作物均可能从土壤中吸收重金属，而后通过饮用水和食物进入机体。

（2）工业、企业排污：重金属离子污染了水和耕地，同样造成饮用水和食物的污染。

（3）空气污染：尤其是雾霾天气（PM2.5），其中的颗粒含有多种重金属。吸入这种被污染的空气后，含有重金属的微粒进入肺内，到达肺泡细胞，由于微粒不停留在支气管黏膜上，支气管黏膜上的纤毛无法将其清除而积存在肺泡细胞上，长期刺激可致病。目前，我国肺癌发病率持续上升，这可能是重要原因之一。

● 2. 重金属对机体有何危害？

若一次性大量摄入重金属可引起急性中毒。临床上有恶心、呕吐、头痛、头晕、全身不适等症状，严重时可引起呼吸循环衰竭而死亡。长期少量摄入重金属可致慢性中毒性反应，临床表现有头痛、头晕、全身乏力、头脑不清或时有烦躁，或时有腹痛、便秘、皮肤粗糙，脱发，指甲无光泽等，重者可致肾损害。重金属可影响幼儿和青少年的身体发育，尤其是影响脑神经发育，造成智力低下、反应迟钝等。

● 3. 硒能有效解除重金属之毒吗?

先介绍两起事件。

1970 年，美国曾发现鱼体内重金属超标，人们都不敢吃鱼，甚至到了"谈鱼色变"的程度。但有嘴馋胆大者先偷偷地吃，感觉没有不适，然后就随意吃，也并没有发生中毒反应。其他人看了都十分惊奇。这件事引起了科学家们的重视。经过反复检测分析发现，鱼体内确实重金属超标，但同时还含有丰富的硒元素。原来是硒解除了鱼体内的重金属之毒。

1999 年，中国科学技术大学的尹学斌博士随科考队赴南极考察，发现南极的企鹅体内重金属超标，但企鹅并没有中毒的表现。经进一步检测分析发现，企鹅体内虽然存在重金属超标，同时还含有丰富的硒元素。企鹅每日摄入体内的硒达 $400\mu g$。企鹅体内的硒从何而来呢? 跟踪观察发现，企鹅每日进食大量的鳞虾，而鳞虾又以海藻为食，海藻从海水中吸入无机硒，通过光合作用在藻体内合成有机硒。这个食物链中的有机硒解除了企鹅体内重金属之毒。

那么硒是通过什么机制来排除重金属之毒呢?

（1）硒能提高机体组织细胞的生理功能，增强对金属毒性的抵抗力。

（2）硒蛋白能紧密结合重金属，形成重金属 - 硒 - 蛋白质络合物，通过粪便和尿排出体外。能紧密结合重金属的硒蛋白主要为硒蛋白 P。

● 4. 硒是良好的血液清洁剂吗?

答案肯定，"是"。硒通过抗氧化、清除自由基、拮抗重金属，有效分解了血液中的有害物质，是良好的血液清洁剂。血液变得干净清洁，免除了有害物质对组织细胞尤其是对动脉内膜的损害，从而使血管内膜保持光滑和弹性，防止血管内斑块的形成，对血管内原有的斑块亦可通过增加的高密度脂蛋白逐步将其溶解，进而有效防止动脉粥样硬化，改善组织的血液循环，促进由此而引发的老年病的康复。

三、增强机体的抗病能力和自我修复能力

> 硒能增强机体细胞的活性和生理功能，提高细胞对致病因子的抵抗力，并能修复原有损伤。

1. 硒能提高机体细胞的抗病能力吗？

硒能增强机体细胞膜磷脂的活性，增加细胞膜结构的紧密性，是对致病因子刺激形成反应的门槛。如某一个剂量的治病因子的刺激，原来可以损伤细胞膜而发病，补硒后细胞膜变结实，反应门槛提高后就不易发病了。

2. 硒能提高机体自我修复能力吗？

硒能提高机体细胞内的酶活性，加快细胞周期中 DNA 由 G2 期（分裂前期）向 M 期（分裂期）的进程，提高了细胞的增殖能力，加快受伤后伤口两边组织的合拢。细胞间搭桥对接（伤口修复的第一步）一般需 3 天时间，而在富硒的机体上，这个搭桥期间可以缩至 2 ~ 2.5 天。伤口不仅可以提前愈合，而且还长得结实，瘢痕细小。

四、调解酶的活性

生命活动的能量完全靠物质代谢提供，而物质代谢需要多种氧化酶的参与才能完成。硒能增强物质代谢中氧化酶的活性，促进氧化代谢功能，为机体各项活动提供充足的能量。

● 1. 酶是什么物质？

酶是蛋白质，是体内物质代谢中必需的活性物质。就像工具一样，机体有它工作顺利，无它则生障碍。酶种类繁多，涉及方方面面，如糖代谢过程中第一步糖酵解需酵解酶，这时只能产生一个三磷酸腺苷（ATP）的能量，还产生了一个乳酸分子，乳酸积存在细胞内会影响细胞的功能，必须使其进入三羧酸循环。三羧酸循环内的多个氧化酶，将乳酸完全分解氧化产生能量，提供给机体。这些氧化酶活性正常，则糖代谢顺利进行，不断为机体提供能量，若其中某一个氧化酶活性发生障碍，则整个糖代谢过程就不能顺利完成。又如，体内的抗氧化酶能分解超氧化物，清除自由基。其活性正常，则能顺利清除自由基；其活性弱，则自由基不能完全被清除，会逐渐在体内积存起来，久而久之会引起多种疾病。体内的酶含量很少，但发挥的生理作用巨大。

● 2. 硒能像给电瓶充电一样为机体补充能量吗？

硒能增强体内的酶活性，促进物质的氧化代谢，就像给电瓶充电一样，适时为机体补充能量[11]。在剧烈活动时，我们常感到很累，肌肉酸胀，疲劳乏力，需要休息。这是因为剧烈活动消耗了大量的能量，急需在短时间内加以补充，单靠葡萄糖的有氧氧化来不及，只能首先靠糖的酵解（简单且快）提供部分能量。但这一过程同时又产生了大量的乳酸积存在肌细胞内，细胞功能减弱，不能再有力收缩，人体便感到乏力。这时人体需要休息，大口呼吸为机体提供大量的氧气，使乳酸进入三羧酸循环完全氧化，一方面清除了乳酸对细胞的不良刺激，另一方面为机体提供了大量的能量，因而机体又感到有劲了。

富硒的人群体内糖的酵解和有氧氧化的能力，比没有补硒的普通人要提高数倍，能够有力地促进体内糖的酵解和有氧氧化。源源不断为机体的活动补充能量，所以许多补硒的人普遍感到大量活动时不仅身体不感到累，还很舒适。

五、调节内分泌功能

内分泌功能是指由内分泌腺所分泌的激素的功能。机体的各项生理活动都需要激素的参与，尤其是幼儿和青少年的身体发育更需要激素发挥作用。如果内分泌功能发生障碍，机体的活动及其发育则发生障碍。硒能有效调节内分泌功能，维持激素的正常活性。

1. 何为内分泌？

机体内的分泌腺可分为两大类，即外分泌腺与内分泌腺[12]。

（1）外分泌腺：腺体内分泌的液体由导管引流出来，到达相应的脏器发挥相应的功能。如肝脏分泌的胆汁，由胆管引流至十二指肠，参与脂肪的代谢。胰腺分泌的胰液

27

经胰管引流入十二指肠，对胃内送来的食糜进行消化。胰蛋白酶将多肽分解为氨基酸，胰脂肪酶将脂肪分解为脂肪酸和甘油，胰淀粉酶将麦芽糖分解为葡萄糖。由此可知，外分泌腺分泌的是酶而不是激素。

（2）内分泌腺：该腺体分泌的物质是激素。没有管道引流而直接进入血液发挥相应的功能。体内的内分泌腺有脑垂体、甲状腺、胰岛等，它们分泌的激素量很少，但发挥的生理作用很大。如甲状腺分泌甲状腺素，对机体的能量代谢发挥很大的作用；性腺分泌性激素，影响性器官的发育和生育功能。

● 2. 甲状腺对机体有何重要性？

甲状腺是机体内重要的内分泌腺之一。

（1）它像一个工厂，合成甲状腺素。甲状腺素是以酪氨酸和碘为原料。在甲状腺细胞合成的碘是人体必需的微量元素，主要从食物中摄取，正常需要量为每日150～300μg，每日摄取100～900μg为其安全范围。

（2）它又像人体内的生物发动机，分泌的甲状腺素对神经系统、骨骼系统和心脏功能都有重要影响。

（3）它又像是人体的能量开关。甲状腺素对调节能量代谢至关重要，是人体物质代谢、热能的总开关。

（4）甲状腺功能亢进（甲亢）是由于甲状腺素分泌过多所致。患者代谢增加，产热量增加，能耗增加，临床上可见心跳快、突眼、体重减轻、心情不好、爱发脾气，女性可有月经不调。心跳快、脖子粗、突眼、体重减轻是甲亢的四大特征。

（5）甲状腺功能减退（甲减）由甲状腺素分泌过少所致，甲减的发病率高（特别是中老年人），为10%左右。

甲状腺功能减退将主要危害心脏、肝脏、肾脏，而这种危害有时是不可逆的。胎儿若在母体内遇有甲减，出生后会有智力迟钝、生长停滞，即所谓"呆小病"。妊娠妇女若有甲减，可发生早产、流产、低体重儿。国家卫计委要求妊娠妇女必须进行甲状腺功能检查，以便及早发现甲状腺功能异常，便于及时纠正。

3. 硒能有效调节甲状腺功能吗？

硒能有效调节甲状腺分泌甲状腺素的功能，主要是通过调节脱碘酶的活性来实现的[13]。甲亢时，硒能抑制脱碘酶的活性，使甲状腺细胞合成甲状腺素的量减少，使其维持在正常水平[14]。甲减时，又刺激脱碘酶增加其活性，增加甲状腺素的合成，使甲状腺素同样维持在正常水平，这说明硒对甲状腺具有双向调节的作用，有利于维持甲状腺的正常生理功能。硒对常见的甲状腺结节和囊肿都有一定的抑制作用。

4. 生殖腺有哪些？对人体有何作用？

生殖器官包括男性的睾丸和女性的卵巢。生殖腺分泌性激素维持人体生殖器官的发育和生育功能，并维持第二性征如男性的胡子、喉结及女性的声带等。如果性腺功能发生异常，对人体将产生如下严重的影响。

（1）男性睾丸功能低下：睾酮分泌减少，导致前列腺增生，精子发育不良，影响生育；还可能引起阳痿、早泄，影响性生活质量。

（2）女性卵巢功能低下：雌激素分泌减少，影响卵子发育和生育；并可导致月经不调、停经。若雌激素分泌过多又可能引起乳腺癌等。

● 5. 硒能调节生殖腺功能吗？

硒能有效调节生殖腺功能，维持生殖腺分泌正常的性激素，维持生殖器官的正常发育和性功能，维持生育功能，防止因生殖功能异常而引发的疾病。

六、调节血脂功能

血脂是机体发育、维持生理功能所需要的。但各项血脂指标过高对机体也是有害的，会给机体组织细胞造成损害，引发各种疾病。硒能有效调节血脂，使其维持在正常范围内。

● 1. 血脂检测包括哪些项目？对机体有何作用？

血脂检测项目包括血液总胆固醇、三酰甘油、高密度脂蛋白（HDL）、低密度脂蛋白（LDL）、极低密度脂蛋白，这些都是常规体检的必检项目。血脂在正常情况下，是机体正常生理功能所必需的，尤其是幼儿和青少年身体发育必不可少的，但血脂过高对身体也会造成伤害，对健康不利[15-17]。

（1）LDL 颗粒小，能很快穿过动脉内膜层，造成动脉粥样硬化，而且它还极易被氧化，经过氧化或其他化学修饰后的 LDL 导致动脉粥样硬化的作用更强，是对身体有害的脂蛋白。

（2）HDL 是一种抗动脉粥样硬化的脂蛋白，是对人体有益的脂蛋白，对心脑血管有很好的保护作用。血中 HDL < 0.907mmol/L（< 35mg/dl）者发生冠心病的危险性为 HDL

>1.68mmol 者的 8 倍，血中 HDL 每增加 0.026mmol/L（1mg/dl），冠心病的发病风险则下降 2% ~ 3%，HDL 抗动脉粥样硬化的机制如下。

①将周围组织包括动脉壁内的胆固醇转运至肝脏进行代谢；

②具有抗 LDL 氧化的作用，减轻 LDL 造成的危害；

③促进损伤的内皮细胞修复；

④稳定前列环素的活性；

⑤具有促进纤维蛋白溶解的作用，有利于微小血栓的溶解。HDL 能显著地抑制由表皮因子诱导的血管平滑肌细胞的增生，通过多种方式发挥抗血栓形成的作用。

2. 硒有改善血脂、预防心血管病的作用吗？

美国和欧洲的一些研究都发现体内血硒水平与血液胆固醇含量之间存在着某些联系。芬兰进行的研究显示，当血清硒含量低于 45μg/L 时，患冠心病（CHD）和心血管疾病（CVD）死亡的风险及致命和非致命性心肌梗死的风险及脑卒中死亡率都大大提高[18]；在给 501 名英国低硒老人连续补硒 6 个月后（每日补硒 100μg 或 200μg），血清总胆固醇和低密度胆固醇含量均显著降低[19]，这说明补硒具有改善血脂的功能。现已有证据表明：硒蛋白能够防止脂质的氧化修饰，阻止聚集，减少炎症。另外，在英国等欧洲国家进行的补硒实验过程中发现，每日补硒对预防心血管病的发生效果明显[20]。

对心血管疾病患者来说，补硒获益更明显，补硒能够提高血管内皮细胞或平滑肌细胞中硒蛋白 GPX1、GPX4 和 TRXR1 的表达和活性，从而抑制由于低密度脂蛋白或细胞毒性羟化胆固醇衍生物氧化引起的氧化应激和细胞损伤[21]。

七、调节免疫功能

> 免疫反应对机体具有重要的防卫功能，能把各种侵入体内的有害因子消灭，对内生异物进行清除，维护体内环境的稳定。硒与免疫反应有十分密切的关系，能有效调节多项免疫机制。

1. 什么是免疫？

免疫二字是免除"瘟疫"之意。古代人们把瘟疫看成是对生命最大的威胁，想方设法增强人体抵抗瘟疫的能力，这种能力就是免疫力。免疫对机体来说，具有重要的防卫功能，即能把各种侵入体内的有害因子和体内产生的异生组织识别出来加以破坏，并消灭清除之，以维护内环境的稳定。

2. 什么是免疫行为？

免疫行为包括免疫监视、识别和吞噬。免疫细胞有白细胞、吞噬细胞、T 细胞、K 细胞、NK 细胞、TK 细胞。免疫细胞首先到达异物和炎症部位，当确定被识别对象为异物，决定将其吞噬时，免疫细胞先伸出伪足，将异物包围，成为胞内吞噬体（称为胞饮），细胞体内的溶酶体与之接触融合，将异物溶解消灭，使之消失（称为脱颗粒）。这一过程需要三种因素介入。

（1）吞噬体内的酸性环境（pH 3.5 ~ 4）。

（2）溶酶体内的溶菌酶，有杀灭分解异物的作用。

（3）在吞噬过程中形成较多的过氧化氢（吞噬细胞内氧耗增加，磷酸己糖支路被激活，生成过氧化氢）对微生物有较强的杀灭作用。

3. 免疫功能分为几类?

免疫功能分为三类[22-23]。

（1）免疫防御：抵抗病原微生物的侵袭。白细胞可吞噬杀灭细菌，B 细胞被激活成浆细胞，合成产生抗体，中和清除细菌和病毒分泌的毒素，减轻机体的反应症状。此类属于体液免疫。

（2）免疫稳定：巨噬细胞将受损伤或衰老死亡的身体细胞吞噬搬走，保持组织结构的稳定[24]。

（3）免疫监视：识别变异细胞，并对已经癌变的细胞进行吞噬，预防持续感染。此类属于细胞免疫。

4. 硒能调节免疫功能吗?

硒能全面调节免疫功能。

（1）机体受到免疫原（异物或微生物）侵袭时，硒及时刺激免疫细胞快速增殖，并增强其免疫活性，以适应对抗免疫原的需要。

（2）增强免疫细胞内溶菌酶的活性，对免疫原进行强力溶解清除。提高合成特异性抗体的能力。

（3）增强免疫"记忆"，可使机体对某些特异性免疫和非特异性免疫反应获得终身免疫。

（4）识别清除体内变异细胞。

（陈日新）

参考文献

1．陈坚，周询钧．有机硒和碲化学的进展 [J]．有机化学，1987，5：331-341．

2．廖宝凉，徐辉碧，邢军，等．微量硒保护细胞膜和细胞内 DNA 免受 O2 损伤的研究 [J]．华中理工大学学报，1991，19（1）：21-27．

3．徐辉碧．生物微量元素硒［M］．武汉：华中工学院出版社，2008：147.

4．尹雪斌．硒故事［M］．北京：科学技术出版社，2016：15-16.

5．徐辉碧，孙恩杰，杨祥良．硒的生物效应的活性氧自由基理［J］．华中理工大学学报，1991，19（5）：33-37.

6．范华汉，徐辉碧，硒化合物对生物膜中脂质过氧自由基的清除作用［J］．华中工学院学报，1987，15（2）：59-66.

7．王夔．生命科学中的微量元素［M］．北京：中国计量出版社，1991：193-197.

8．章佩群，陈春英，赵九江，等．不同汞暴露水平地区鱼组织中汞和硒及其他元素的相关性［J］．环境科学，2004，25（4）：149-154.

9．胡国刚，罗贤懋，刘军．补硒对砷接触工人细胞遗传物质损伤保护作用的观察［J］．中华预防医学杂志，1989，23（5）：286-288.

10．赵永同．硒与镉的拮抗作用［J］．微量元素，1887，3：5-7.

11．黄开勋，杨祥良，徐辉碧．新的含硒酶5—脱碘酶的发现及值得研究的几个问题［J］．生命的化学，1992，12（4）：33-35.

12．郑静晨，徐春．内分泌代谢人体生命的调控者［M］．北京：中国科学技术出版社，2015：2-16.

13．吴泰相，王家良．碘甲腺氨酸脱碘酶研究进展［J］．中国内分泌代谢杂志，2000，6（3）：193-195.

14．蔡振伟，沈永年．脱碘酶及影响其酶活性的因素［J］．中国煤炭工业医学杂志，2005：209-211.

15．赵永平．临床血脂学［M］．长沙：湖南科学技术出版社，1997：68-91.

16．吕晓红，刘颖．高血脂症［M］．北京：中国医药科技出版社，2016：2-21.

17．陈广垠．高血脂生活养护一本通［M］．合肥：安徽科学技术出版社，2016：2-5，19-24.

18．Virtamo J，Valkeila E，Alfthan G，et al．Serum selenium and the risk of coronary heart disease and stroke［J］．American Journal of Epidemiology，1985，122（2）：276 -282.

19．Rayman M P，Saverio S，Griffin B A，et al．Effect of supplementation with high-selenium yeast on plasma lipids: a randomized trial［J］．Annals of Internal Medicine，2011，154（10）：656-665.

20．Flores-Mateo G，Navas-Acien A，Pastor-Barriuso R，et al．Selenium and coronary heart disease: a meta-analysis [J]．Am J Clin Nutr，2006，84：762-773．

21．陈长兰，郇丰宁，孟雪莲，等．硒对人体的作用机理及科学补硒方法 [J]．辽宁大学学报·自然科学版，2016，43（2）：155-168.

22．上海医科大学"实用内科学"编辑委员会．实用内科学 [M]．北京：人民卫生出版社，1986：715-733，740-756.

22．孙祥瑞．必需微量元素的营养、生理及临床意义 [M]．合肥：安徽科学技术出版社，1982：275-281.

23．张淑人，张友会，陆燕蓉．硒对巨噬细胞功能的调节 [J]．中华微生物学和免疫学杂志，1988，16（4）：250.

第四章 硒的检测及影响人体硒水平的相关因素

一、硒的检测方法

硒是一种元素，根据存在形式的不同，其检测一般可分为总硒含量检测、硒的形态分析检测、含硒酶的检测等几种方法。

1. 总硒含量检测的方法有哪些？

目前总硒含量检测方法有分子荧光法（MF）、原子吸收法（AAS）、氢化物原子荧光光谱法（HG-AFS）、催化吸光光度法（CSA）、电感耦合等离子发射光谱法（ICP-AES）、电感耦合等离子质谱法（ICP-MS）、紫外及可见分光光度法（UV）等。下面简单介绍一下《食品安全国家标准 - 食品中硒的测定》（GB 5009.93-2010）中氢化物原子荧光光谱法的检测原理：样品经酸加热消化后，在 12mol/L 盐酸介质中，将试样中的六价硒还原为四价硒，用硼氢化钠或硼氢化钾作为还原剂，将四价硒在盐酸介质中还原成硒化氢（H_2Se），由载气（氩气）带入原子化器中进行原子化，在硒空心阴极灯照射下，基态硒原子被激发至高能态，在去活化回到基态时，发射出特征波长的荧光，其荧光强度与硒含量成正比。通过与标准系列比较进行定量。

2. 你知道硒的形态分析检测吗？

硒形态一般通过酶解法结合高效液相色谱 - 紫外消解 - 原子荧光光谱法（LC-UV-AFS）。检测原理如下：样品经酶水解后，硒蛋白酶解为硒代氨基酸，经液相色谱有效分离，由紫外在线消解形成四价硒，四价硒在盐酸介质中被硼氢化钠或硼氢化钾还原为硒化氢（H_2Se），由载气（氩气）带入原子化器中进行原子化，在硒空心阴极灯照射下，基态硒原子被激发至高能态，在去活化回到基态时，发射出特征波长的荧光，经聚焦，得到的荧光信号被日盲光电倍增管接收，然后经放大、解调，再由数据处理系统计算得到结果。其中硒标准物质 LC-UV-AFS 图谱如图 4-1 所示。

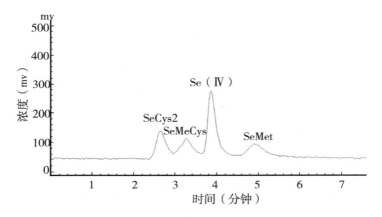

图 4-1　硒标准物质 LC-UV-AFS 图谱

注：SeCys2. 硒代半胱氨酸；SeMeCys. 硒甲基硒代半胱氨酸；SeMet. 硒代蛋氨酸

● 3. 如何检测人体含硒酶的活性？

人体的含硒酶有 20 多种，比如 I 型 5' 脱碘酶、谷胱甘肽过氧化物酶、硒蛋白 P 等。酶的活性检测比如谷胱甘肽过氧化物酶一般通过（GSH-Px）试剂盒检测。了解硒的检测方法及影响人体硒水平的因素对于评估人体硒水平至关重要。

二、人体硒水平的评估及影响因素

> 人体的硒水平评估通常以血液、尿液、头发等组织的总硒含量作为指标；跟土壤、膳食中硒含量、疾病状态等都有关系。

1. 你知道血硒、发硒、尿硒测量之间的异同吗?

人体硒水平一般通过血液、头发、尿液等组织的总硒含量来评估，其中血液、尿液的硒含量可以作为人体硒水平的监视器实时监控，会随着每天摄入硒的含量以及硒制剂进入人体消化道的时间变化而实时变化。由于发硒的生长过程相对较长，其代表的是机体一段时间内的平均硒水平，作为长期指标相对稳定；另外，由于其样本采集方便，不易对被试对象产生干扰，可以做动态监测等优点，在人体关于硒水平的研究方面也得到了广泛的应用[1]。

2. 人体硒水平跟土壤有什么关系?

2008 年以来，中国获评的 20 多个长寿乡中，具有面积最大、人口最多、寿星分布最均衡三个特点的长寿乡受到更多的关注。2008 年，中国科学院地理研究所（现地理科学与资源研究所）绘制了中国五大长寿带的分布图，分别是：广西巴马 - 都安 - 东兰长寿带，广东三水 - 佛山长寿带，四川都江堰 - 彭山长寿带，云南潞西 - 勐海 - 景洪长寿带，新疆阿克陶 - 阿克苏 - 吐鲁番长寿带[2]，这些地区土壤硒含量都较高。长寿老人体内的血硒水平一般是正常人的 3 ~ 6 倍，发硒高出正常人 50% 以上。

● 3. 人体硒水平跟疾病有什么关系?

于树玉等随机检测了中国 8 个省 24 个地区的居民血硒水平，研究其与癌症死亡率的关系，发现血硒水平与癌症总死亡率呈负相关，低硒地区的食管癌、胃癌、肝癌的发病率明显高于高、中硒地区[3]。癌症患者组织硒水平显著低于正常人，而酗酒者肝脏硒水平最低。可见疾病以及乙醇都会影响体内硒的水平[4]。

● 4. 人体硒水平低会引起哪些问题?

缺硒会产生很多地方病，如 1935 年在我国黑龙江省首先发现的克山病、以发育期儿童软骨变性坏死为主要病理特征的慢性关节畸形的大骨节病。当地内外环境缺硒与两者发病密切相关，硒水平越低，病情也就越严重，硒水平与病情呈显著负相关。硒与白内障也息息相关，缺硒易致白内障的发生。低硒的摄入增加了慢性病的发病率和死亡率，在全球范围内补硒有望降低癌症的总发病率[5]。总之，人体硒的缺乏能在不同组织中造成结构、生理功能的异常。补充硒能够防止此类异常并使失常的功能及结构恢复正常。

● 5. 如何提高人体硒水平?

通过药品、保健品和食品均能提高人体硒水平。其中以食品最为安全，我国《食品营养强化剂使用标准》(GB 14880-2012) 中以元素硒含量计算强化量：乳制品、谷类及其制品为 $140 \sim 280\mu g/kg$，儿童用乳粉为 $60 \sim 130\mu g/kg$，含乳饮料为 $50 \sim 200\mu g/kg$；可用于硒营养强化剂的化合物有亚硒酸钠、硒酸钠、硒蛋白、富硒食用菌粉、L-硒-甲基硒代半胱氨酸、硒化卡拉胶、富硒酵母等。全国营养科学大会修订的硒的膳食供给建议范围为每日 $60 \sim 250\mu g$。

6. 我国富硒食品硒含量分类标准是什么?

食品安全依法管控,此前,国家曾公布富硒食品的硒含量标准,见表4-1。这些标准规定了富硒食品中硒含量指标及检验方法,适用于对应的各类食品。综合文献报道,各种食品含硒量排行榜见表4-2,可以看出肉食、禽蛋的硒含量较高,谷物蔬菜水果较少。2017年,中华人民共和国国家卫生和计划生育委员会(现国家卫生健康委员会)和国家食品药品监督管理总局发布了《食品安全国家标准——食品中硒的测定》(GB5009. 93—2017),于2017年10月6日开始执行。

此标准代替GB5009. 93—2010《食品安全国家标准食品中硒的测定》、GB/T21729—2008《茶叶中硒含量的检测方法》、SN/T 0860—2000《出口蘑菇罐头中硒的测定方法——荧光分光光度法》和 SN/T 0926—2000《进出口茶叶中硒的检验方法——荧光光度法》。此标准与 GB5009. 93—2010 相比,主要变化是保留氢化物原子荧光光谱法为第一法,荧光分光光度法为第二法;增加电感耦合等离子体质谱法为第三法。实际应用中需要更快速、准确、方便、价廉的硒测定方法,例如类似测定 pH、测定血糖的纸条法,目前在科研中已有进展,但产业化运作还需要一定的时间。

表4-1　富硒食品中硒含量指标

序号	食品	含量(mg/kg)
1	成品粮及制品	0.04 ~ 0.30
2	豆类及制品	0.04 ~ 0.30
3	蔬菜及制品	0.01 ~ 0.10
4	水果	0.01 ~ 0.05

续表

序号	食品	含量（mg/kg）
5	鲜肉	0.20 ～ 0.05
6	肉制品	0.20 ～ 2.00
7	水产制品	0.05 ～ 1.00
8	蛋类及制品	0.20 ～ 0.50
9	食用油类	0.02 ～ 1.00
10	调味品类	0.01 ～ 0.10
11	饮料类	0.01 ～ 0.05
12	酱类	0.01 ～ 0.30
13	薯类和膨化食品	0.40 ～ 5.00
14	茶叶、代用茶及含茶制品	0.20 ～ 5.00
15	酒类	0.01 ～ 0.05
16	炒货食品、坚果及制品	0.10 ～ 0.30
17	淀粉及制品	0.10 ～ 3.00
18	干基食用菌 湿基食用菌	1.00 ～ 10.0 0.50 ～ 8.00

表4-2 含硒多的食物含硒量排行（100g食品中的含硒量，μg/100g）

1．魔芋精粉［鬼芋粉，南星粉］（350.15）

2．鲑鱼籽酱［大马哈鱼籽酱］（203.09）

3．猪肾（腰子）（156.77）

4．鱿鱼（干）［中国枪乌贼］（156.12）

5．海参（干）（150）

6．蛏干［蛏子缢，蛏青子］（121.2）

7．贻贝（干）［淡菜，壳菜］（120.47）

8．猪肾［猪腰子］（111.77）

9．墨鱼（干）[曼氏无针乌贼]（104.4）	10．松蘑（干）[松口蘑，松茸]（98.44）
11．普中红蘑（干）（91.7）	12．梭子蟹（90.96）
13．秋蛤蜊（87.1）	14．牡蛎 [海蛎子]（86.64）
15．银蚶 [蚶子]（86.3）	16．海蟹（82.65）
17．堤鱼（80.36）	18．香海螺（79.2）
19．赤眼鳟 [金目鱼]（78.76）	20．珍珠白蘑（干）（78.52）
21．花蛤蜊（77.1）	22．扇贝（干）[干贝]（76.35）
23．踞缘青蟹 [青蟹]（75.9）	24．虾米 [海米，虾仁]（75.4）
25．红螺（74.78）	26．虾皮（74.43）
27．花豆（紫）（74.06）	28．母乳化奶粉（71.1）
29．牛肾（70.25）	30．芥末（69.01）
31．毛蛤蜊（68.3）	32．鲍鱼（干）（66.6）
33．小麦胚粉（65.2）	34．海参（63.93）
35．黄姑鱼 [黄婆鸡（鱼）]（63.6）	36．全料蒸肉粉（60.78）
37．赤贝（59.97）	38．红娘鱼 [翼红娘鱼]（59.35）
39．羊肾（58.9）	40．鲐鱼 [青鲐鱼，鲐巴鱼，青砖鱼]（57.98）
41．贻贝（鲜）[淡菜，壳菜]（57.77）	42．鲜贝（57.35）
43．鸭肝（57.27）	44．鲨鱼 [真鲨，白斑角鲨]（57.02）
45．河蟹（56.72）	46．海虾（56.41）
47．红茶（56）	48．黄鱼（小黄花鱼）（55.2）
49．蛏子（55.14）	50．蛤蜊（均值）（54.31）

51．鲅鱼［马鲛鱼，燕鲅鱼，巴鱼］（51.81）	52．鳖鱼（51.09）
53．沙丁鱼［沙鲻］（48.95）	54．金线鱼［红三鱼］（48.3）
55．鲮鱼［雪鲮］（48.1）	56．虾虎（46.55）
57．梅童鱼［大头仔鱼，丁珠鱼］（45.07）	58．腊羊肉（44.62）
59．松花蛋（鸡蛋）（44.32）	60．猪胆肝（42.69）
61．黄鱼（大黄花鱼）（42.57）	62．章鱼［真蛸］（41.86）
63．泥蚶［血蚶，珠蚶］（41.42）	64．生蚝（41.4）
65．丁香鱼（干）（41.24）	66．杂色蛤蜊（40.6）
67．基围虾（39.7）	68．龙虾（39.36）
69．苏打饼干（39.33）	70．蘑菇（干）（39.18）
71．鸡蛋粉［全蛋粉］（39.1）	72．鸡肝（38.55）
73．绿鳍马面豚［面包鱼，橡皮鱼］（38.18）	74．乌贼（鲜）［鱿鱼，枪乌贼］（38.18）
75．羊脑（38.12）	76．乌鱼蛋（37.97）
77．螺（均值）（37.94）	78．鲚鱼（大）［大凤尾鱼］（37.8）
79．青鱼［青皮鱼，青鳞鱼，青混］（37.69）	80．墨鱼［曼氏无针乌贼］（37.52）
81．颚针鱼［针量鱼］（37.22）	82．鲆［片口鱼，比目鱼］（36.97）
83．香油炒面（36.8）	84．带鱼［白带鱼，刀鱼］（36.57）
85．黄鳝丝（36.38）	86．沙鸡（36.3）
87．火鸡肝（36）	88．鲻鱼［快鱼，力鱼］（35.65）

89．泥鳅（35.3）	90．舌鳎［花纹舌头，舌头鱼］（34.63）
91．黄鳝［鳝鱼］（34.56）	92．咸面包（34.4）
93．胡子鲇［塘虱（鱼）］（34.2）	94．桑葚（干）（34）
95．腰果（34）	96．对虾（33.72）
97．鳗鲡［鳗鱼，河鳗］（33.66）	98．鲚鱼（小）［小凤尾鱼］（33.3）
99．蟹肉（33.3）	100．鲈鱼（33.06）

（王　健　武济民）

参考文献

1．Pan DZ，Huang HJ．Hair Selenium Levels in Hepatic Steatosis Patients．Biological Trace Element Research，2013，152：305-309.

2．赵法伋．硒——延缓衰老的明星营养素，中老年保健，2009：53.

3．李文广，谢金荣，等．启东县原发性肝癌地理分布特点与硒水平的关系［J］．微量元素，1986：58-61.

4．Zachara BA，Pawluk H，et al.Tissue level，distribution，and total body selenium content in healthy and diseased humans in poland［J］．Archives of Environmental Health，2001，56：461-466.

5．Combs GF．Selenium in global food systems，British Journal of Nutrition，2001，85：517-547.

第五章　科学补硒

一、科学补硒的重要性

> 我国人民缺硒的情况日渐严重，补硒势在必行。如何做到科学补硒，是人们必须考虑的重要问题。只有认真学习掌握硒的相关科学知识，才能做到科学补硒，防治疾病，达到保持健康的目的。

1. 如何科学地认识硒?

要想科学地认识硒，首先要从认识硒的作用入手。硒是人和动物体必需的微量元素。

硒元素地位的提升归功于 1973 年美国 Rotruck 等的重要发现：硒是谷胱甘肽过氧化物酶（GSH-Px）活性中心的必需组分[1]。而 1979 年在中国，口服亚硒酸钠预防克山病（一种与低硒环境有关的地方性心肌病）的成功使得硒作为人类必需营养元素的地位得以确认[2]。

2. 你知道专家是怎么评价硒的吗?

让我们听听专家对硒的评价。

（1）卢良恕（中国农业科学院学术委员会名誉主任，国家食物与营养咨询委员会主任，中国工程院院士）：体内含硒量的多少与细胞的恶变、甲状腺功能减退、高血压、哮喘等多种疾病有相当密切的关系，40 多种慢性疾病的根本原因就是缺硒。

（2）陈君石（中国疾病预防控制中心营养与食品安全所研究员，营养与食品专家）：硒是唯一与病毒感染有一定直接关系的营养素。如人体每日硒摄入量长期低于 $50\mu g$，将诱发癌症、肝病、心脑血管病、糖尿病等多种疾病。因此，科学补硒与人体健康有直接关系。

（3）刘志澄（国家食物与营养咨询委员会顾问）：一切慢性病，都必须补硒。

（4）顾礼慰（农业经济学总顾问，国家食物与营养咨询委员会顾问）：一切慢性病都必须补硒，硒将成为21世纪抗癌和预防多种疾病的重要手段之一。

（5）于若木（中国营养学会荣誉理事）：人体缺硒是关系到亿万人民健康的大事，我们应该像补碘那样抓好补硒工作，特别注意抓好老年人的补硒工作。

（6）袁隆平（杂交水稻之父，中国工程院院士）：健康新标准，多吃富硒米。

● 3. 你知道中国营养学会推荐的每日硒摄入量吗？

中国营养学会特别推荐，每人每日硒的必需摄入量为50 ～ 250μg。

根据2013年中国膳食硒营养素参考摄入量标准（表5-1）[3]，中国人的平均每日硒摄入量应为60μg。在2017年9月14日国家卫计委颁布的最新卫生行业标准中规定成人每日硒的摄入量为60 ～ 400μg。该规定于2018年4月1日起实施。

表5-1　中国人膳食硒每日的参考摄入量（μg）

不同年龄人群	平均需求量	推荐摄入量	可耐受最高摄入量
0.5 岁			80
1 岁	20	25	100
4 岁	25	30	150
7 岁	35	40	200
11 岁	45	55	300
14 岁	50	60	350

续表

不同年龄人群	平均需求量	推荐摄入量	可耐受最高摄入量
18 岁	50	60	400
孕妇	54	65	400
乳母	65	78	400

◉ 4. 你知道世界上其他国家人群的硒摄入现状吗？

全世界有 29 个国家和地区属于缺硒地区。根据世界卫生组织（WHO）调查数据显示，目前全世界大约 10 亿人的硒平均日摄入量不足，处于缺硒造成的"隐性饥饿"状态。面对硒摄入量不足的健康威胁，WHO 于 1990 年召开了"微量元素在人体营养中的作用"专题国际会议，与会专家建议了科学补硒的膳食推荐摄入量，WHO 及欧美国家推荐了居民硒营养素日均摄入量标准（表 5-2）[4]。从表 5-2 可以看出，美国成年人膳食硒营养素参考摄入量标准为每日 55μg；英国男女平均为 67.5μg（男性为每日 75μg，女性为每日 60μg）；欧盟给出的摄入量标准为每日 55μg。硒的合理摄入受到全世界的密切关注。

表5-2　WHO及欧美国家推荐的居民每日硒摄入量（μg）

人群/国家	WHO	美国	欧盟	英国	德国、奥地利和瑞士
0.3 岁	10			15	
1 岁	17	20			15
4 岁	22	30			30
10 岁	29	40			45
15 岁	30	55			65
19 岁	30	55	55	67.5	65

续表

人群/国家	WHO	美国	欧盟	英国	德国、奥地利和瑞士
65 岁	31.5	55			
孕妇	29	49			60
乳母	39	59			75

● 5. 人需要终身补硒吗?

硒和其他营养素一样,参与人体的新陈代谢,会不断地被机体转换、利用和排泄。硒也是一种易排泄的元素,所以我们每日必须摄取足量的硒来维持机体的正常代谢,尤其生活在缺硒地区的人,更应该重视。

● 6. 如何科学地选择硒?

硒的补充可通过药品、保健品和食品三种形式。科学选择硒产品,应关注三个方面。

(1)硒的吸收率:任何硒化物必须经过消化道吸收,才能进入体内发挥应有的生理效应。如果硒不能被有效吸收,补充再多也无用。因此,在选择硒产品时,首先要选择吸收率高的补硒形式。

(2)硒在体内的转化率:硒被人体吸收后,在体内必须转化为硒蛋白之后才能被机体利用,发挥应有的生理效应。如果硒在体内转化率低,其利用率亦低,生理效应也不理想。

(3)硒的安全性:无机硒的毒性高、副作用大,对机体造成的伤害也大,安全性低。这样的硒不补为好。在选择硒产品时,要选择毒性低、安全性高的有机硒化物,才能有益于人体健康。

7. 如何用科学的方法补硒？

缺硒会直接导致克山病、大骨节病等问题，杨光圻教授在克山病地区 20 多年的研究表明，人体每日硒的膳食补充量应至少为 50μg，其依据是通过人体组织中含硒酶的活性基本达到平台期来计算。该数据被 WHO、世界粮农组织等采纳。随着科技的发展，人体中的含硒蛋白——被发现，究竟哪种蛋白的活性作为标准需要重新修正。2013 年 5 月第十一次全国营养科学大会暨国际 DRIS（膳食营养素参考摄入量）研讨会上，程义勇教授强调：中国营养学会提出 PI-NCD（建议摄入量）的概念，与国际上 DRIS 发展新趋势相吻合，也适应我国居民营养健康状况变化的新要求。用于慢性非传染性疾病的一级防御提出营养素推荐摄入量的目的，是降低人群中与膳食营养因素有关的慢性病的发病率。其中硒的膳食补充是以在人体中负责运输的硒蛋白 P 作为标准，修订的硒的膳食供给范围为每日 60 ～ 250μg。国家卫生和计划生育委员会最新颁布（2017 年 9 月 14 日）的摄入标准为每日 60 ～ 400μg。

补硒时应考虑以下因素差异。

（1）因生理需要而异：人在不同的生理时期对硒的需求量有所不同。如孕妇每日至少需要补硒 65μg，乳母每日至少需要补硒 78μg。

（2）因年龄而异：不同年龄对硒的需求量不同，补硒的量也不同。如 14 岁以下的儿童每日需补硒 30 ～ 50μg，成年人每日需补硒 150μg 左右，65 岁以上的老年人每日需补硒 150 ～ 200μg。

（3）因疾病而异：不同的疾病对硒的需求量各不相同。如癌症患者，每日需补硒 400 ～ 800μg，糖尿病患者每日需补硒 200 ～ 300μg，心脑血管患者每日需补硒

250 ～ 350μg。

（4）因地质硒含量不同而异：世界上不同地区土壤中硒的含量不同，不同国家和不同地区人体血液中硒的含量水平均存在巨大差异。在中国，富硒地区有湖北恩施、陕西紫阳、广西巴马、江苏如皋和安徽石台；不缺硒的地区有：海南和中国台湾；缺硒地区有：天津、北京、江苏、浙江、安徽、湖南、湖北、福建和甘肃；严重缺硒的地区有：黑龙江、吉林、辽宁、河北、山东、山西、陕西、四川、云南、新疆、西藏和内蒙古。建议缺硒地区每日补硒150 ～ 200μg，富硒地区则不需要补硒。

（5）因空气污染程度不同而异：雾霾严重的地区，每日需补硒200 ～ 250μg。

（6）因饮食习惯不同而异：嗜烟酒者，因体内硒的消耗量大，而应比普通人多补，每日需补硒200 ～ 250μg。

（7）因遗传背景不同而异：硒的摄入或硒的含量与遗传背景之间的关系也很重要。硒蛋白基因的单核苷酸多态性（SNPs）也能影响到硒蛋白的作用、活性、在血液中的浓度及患病风险。所以，在考虑硒的健康效应时也应考虑个体遗传背景的影响，这些问题值得进一步研究。

8. 如何在科学的时间补硒？

硒摄入后，经过吸收进入血液，再行代谢需要一些时间，这个过程预计短于1天。定量补硒后，血液中的硒含量会有一个峰值，然后经过机体组织的利用和排泄，逐渐回落。每日通过多次补硒，血硒水平能相对均衡地保持在一个比较高的水平，机体效应也能得到均衡的维持。将一日的补硒量分为两次服用比较合适（12h 1次或早晚各1次），尽量不要1次大量服用。

◎ 9. 科学补硒应该注意哪些问题？

（1）长期性：硒是人体必需的微量元素，必须终身坚持补硒，不能补几个月或几年以后就不补了，机体利用完以前补的硒后同样会缺硒。

（2）足量：补硒注意每日应达到标准量（如 150μg），否则会影响硒对人体的保护作用。

（3）持续性：硒是机体必需的营养素，必须持之以恒地补足量，不能三天打鱼、两天晒网。必须像吃饭一样，天天补足，否则会造成体内硒水平的不稳定，同样会影响硒对人体的保护作用。

（4）达标：血硒含量、发硒含量和指甲硒的含量存在一定的关系，一般发硒含量比较稳定，常以 550μg 的发硒含量作为补硒达标的标准，可以通过发硒含量的定期检测来监控和判断自己的补硒量是否达标。

（5）避免硒中毒：硒是机体必需的营养素，对人体能进行全面的保护，但硒对人体的作用从有益到有害的阈值比较低（仅差 1～2 个数量级）。长期过量补硒（每日 1000μg 以上）也会发生硒中毒。在慢性中毒时，人们有时感觉反应迟钝、四肢麻木、肌反射亢进等。所以，虽然硒在人体内有着重要的生理功能，但补硒的安全剂量和毒性剂量范围不能忽略，硒摄入量过高或过低都会导致健康风险 [5]。1961 年，湖北恩施曾发生自然硒中毒事件。当时我国经济处于困难时期，粮食奇缺，当地群众采集大量的野菜及其他可食无毒的植物，用以充饥，而且食量很大。经过一段时间，人们逐渐出现脱发、皮肤粗糙、掉皮、指甲变脆、时有畸形、脱甲、头晕心慌等症状。国家卫生部派出医疗队去疫区防治，检测分析发现，疫区人群每日摄入的硒量达到 1000mg 以上，确诊为硒中毒。国家决定从其他省市调入粮食，并鼓励群众自己多种蔬菜瓜果，逐步解决了这一硒中毒事件。

万一发生硒中毒怎么办呢？可以采取以下措施，逐步解毒。

①停止补硒，脱离高硒环境，中断食用高硒食品。

②多食蛋白质，使体内的硒与蛋白质结合以缓解毒性。

③补充抗过氧化物：维生素 E、维生素 C、胡萝卜素、亚麻籽油可降低硒的毒性。

● 10. 你知道什么是纳米硒吗？

纳米硒是纳米级的无定型单质硒（缩写为 SeNPs），它是随着近几年医药领域中纳米技术的飞速发展而诞生的具有独特的物理和化学性质的一种新颖的硒形态。一系列动物实验表明，SeNPs 的毒性显著低于亚硒酸钠（相当于亚硒酸钠的八分之一），也大大低于硒代蛋氨酸等有机硒[6]。目前，已有文献报道纳米硒具有抗氧化、抗癌、抗糖尿病、抗菌以及抗帕金森病等生物活性。由于其活性高且毒性低，正在成为科学补硒中的新秀，格外受到人们的关注[7]。

二、食物来源硒

> 硒的来源：一方面从天然食物中摄取；另一方面从人工转化的硒产品中获得。

● 1. 你知道哪些天然食物的含硒量高吗？

"药补不如食补"。古人云"民以食为天"，"吃"与每个人的关系都很密切。一日三餐，逢年过节，亲朋好友欢聚一堂"吃"上一顿美食，沟通感情，交流信息。现代人更讲究如何通过"吃"享受美味并获得健康，这是中国的传统文化之一。此时你不妨在餐桌上增加一些富硒食物，配上七色蔬菜，如红色、黄色、绿色、白色、黑色、紫色及褐色（菇类、荞麦、全麦面粉等），肯定可以在进食的时候得到均衡的营养，摄入大量可以抗氧化、消除自由基的营养物质，达到提高免疫力、抗菌、抗病毒、延缓衰老的目的[8]。

　　人体补硒的来源，一方面从天然的含硒食物中摄取，另一方面从人工转化的硒产品中补充，现在先讨论第一方面的内容。

　　食物含硒是对健康十分重要的，但食物含硒往往受到以下因素影响[9]：

　　（1）食物种类：水产类、牛肾、猪肾、肉类和谷类硒含量较高。蔬菜、水果硒含量较低。

　　（2）食物来源：土壤的化学成分及硒含量不同，使得同一种食物在不同地区有不同硒含量及含硒形式。

　　（3）食物加工方式：烹调和加温会引起挥发性硒化合物的损失，因而精加工或精细加工的食品含硒量较少。常见富硒食物中含硒量的比较见表5-3至表5-7。

表5-3　食物中硒的含量（水产类）

品种	硒（μg/100g）	品种	硒（μg/100g）
中华鳖	113.50	大黄鱼	42.57
虾皮	74.43	青鱼	37.69
红娘鱼	59.75	带鱼	36.57
鲐鱼	57.98	鲈鱼	33.16
鲅鱼（巴鱼）	51.81	河虾	29.65
海虾	56.41	海鳗	25.85
鲮鱼	48.10		

表5-4 食品中硒的含量（肉类）

品种	硒（μg/100g）	品种	硒（μg/100g）
猪肾	111.77	牛肉（瘦）	10.55
牛肾	70.25	鸡胸肉	10.50
鸭肝	52.27	猪肉（瘦）	9.50
火鸡肝	36.00	羊肉（瘦）	7.18
鸡肝	38.55		

表5-5 食品中硒的含量（蛋类、奶制品）

品种	硒（μg/100g）	品种	硒（μg/100g）
白皮鸡蛋	16.55	牛奶	1.30
鹌鹑蛋	25.48	去脂奶粉	24.3
红皮蛋	14.98		

表5-6 食物中硒的相对含量（豆类、果仁）

品种	硒（μg/100g）	品种	硒（μg/100g）
炒南瓜子	27.03	蚕豆	4.28
红花豆	19.05	花生仁	3.94
虎皮芸豆	9.75	北豆腐	2.62
花豌豆	9.72	南豆腐	1.55
黄豆	6.16	绿豆	4.28
红芸豆	4.61		

表5-7 食物中硒的含量（蔬菜类）

品种	硒（μg/100g）	品种	硒（μg/100g）
魔芋精粉	350.15	木耳菜	2.60
苜蓿	8.53	大蒜（紫皮）	5.54
红菜苔	8.43	飘儿菜	3.40
白菜苔	6.68	胡萝卜	2.80
鲜龙牙菜（玉豆）	5.60	毛豆（青豆）	2.48
蘑菇	10	西兰花	4

从以上食物硒含量表中可以看出，高蛋白食物中含硒量一般比较高，如海鱼、海虾、牛肉、羊肉、猪肉、动物肾和肝以及蛋类。蔬菜中含硒量比较高的有蘑菇、芦笋、大蒜、西兰花、胡萝卜等。大米、大麦硒含量虽低，但每日食用量大，作为三餐主食的话也能摄入硒 $10\mu g$ 左右。豆类含硒量要比五谷杂粮高些，所以每日可补充些豆类食物，如豆芽、豆粥等。

这里还要提一下，十字花科蔬菜的防癌抗癌作用尤为突出，如卷心菜、西兰花、大白菜、小白菜、青菜、油菜、西洋菜、芥菜、萝卜等。

关于水的含硒量，海水中的含量比淡水中的含量高。目前居民饮用水主要是经过处理的淡水，其中含硒量多少的次序依次是矿泉水、自来水、纯净水。

总之，在天然食品中，从补硒角度分析，海产品、肉类、蛋类，以及蔬菜中的蘑菇、芦笋、大蒜、西兰花、胡萝卜含硒量较高。此外，腰果中含硒量也较高。

2. 你知道人工转化硒产品技术的发展吗?

硒是一个大家族，兄弟姊妹也很多，各有一些古怪的脾气，有些硒的化合物是重要的，有些是不太重要的。少数硒化合物是有毒的，这是由于其分子结构存在形式不一样造成的。

人们把含有硒的化合物分成无机硒和有机硒两大类。近半个世纪以来，富硒产品的研发在中国发展很快，目前已经发展了三代产品。以下分别介绍它们。

（1）第一类硒产品（也称一代硒）：指的是亚硒酸钠、硒酸钠等，它们是一种含硒的盐，属于无机硒，其代表产品是亚硒酸钠，它是国内20世纪80年代以前的主要补硒产品。

亚硒酸钠是工业上金属冶炼中的衍生产品。硒与硝酸反应生成氧化硒，再与氢氧化钠作用生成亚硒酸钠。这个产品立过功，如1969—1972年，中国医学科学院用此产品治好了久治不愈的克山病，后又用喷雾技术将它加入食盐中生产出含硒盐。在最早的缺硒地区发挥过重要作用。但是后来发现，亚硒酸钠有较大的毒副作用且人体吸收率较低，现已被限制食用；目前主要应用于冶金、玻璃、陶瓷等工业领域。

（2）第二类富硒产品（也称第二代硒）：指的是富硒酵母、硒化卡拉胶、富硒食用菌粉等，属于有机硒，其代表产品是富硒酵母。它是20世纪80年代后期在市场上出现的补硒产品。

富硒酵母是将筛选出的对硒能耐受的优质啤酒酵母菌种，接种到含有亚硒酸钠的培养基中培养，酵母生长时吸收利用了硒，硒以氨基酸的形式自然结合到酵母细胞蛋白质部分，是酵母中的蛋白质和多糖与硒有机结合转化为生物硒而得到富硒酵母。为了去掉有可能残留的亚硒酸钠，得到的硒酵母产品要水洗多次，把富集在细胞外的无机硒洗干净，合格产品不应被检测出有残留的无机硒，并用甲基蓝褪色方法验证。硒酵母的硒类似食物中所含的硒，以硒代蛋氨酸的形式存在。

与第一代硒产品比较，第二类富硒产品无毒副作用，直接食用是安全的，含硒量和吸收利用率都比第一代硒产品高，其提高血硒水平的能力远大于无机硒（亚硒酸钠），抗氧化能力也比无机硒强。它不仅直接用于补硒，还广泛用于保健食品、饲料中，并作为肥料的添加剂。

曾有一种人工合成的硒酵母确实残留亚硒酸钠。20世纪70～80年代这一产品作为补硒食品在美国市场有售，据说现在已下架。

（3）第三类富硒食品（也称第三代硒）：指的是植物

活性有机硒产品。它是指农作物在经过富硒技术改良的土壤中吸收硒元素，经过光合作用和农作物体内生物转化的作用，把硒元素转化成人体易吸收和代谢的硒代氨基酸等，它一般以硒代蛋氨酸的形式存在。据报道，中国科技大学的有关专家通过这种方法研制开发出的富硒产品人体吸收率高达 99%，既满足了人体对硒元素的需要，又解决了硒在体内吸收率和代谢率低的难题，而且没有毒副作用。

现已开发的植物活性有机硒产品的技术特点如下：①充分发挥了农作物的定量富硒技术，通过多个技术环节对农作物体内的含硒量进行正确控制从而实现对人体定量补硒，这是一个重要的技术和创造。②是一种纳米生物活性技术，纳米硒是近年来发现的一种新颖、高效、安全的硒形态。它因为具有独特的物理和化学性质，生物利用度高，活性好，有望成为新型的营养补充剂和治疗药物。农作物在根部施硒肥采用纳米技术，提高了农作物吸收硒的活性，也易于人体吸收和代谢。③具有靶向技术特征，针对不同的农作物根部吸收的特点，提高农作物根部和硒元素的亲和力，并可以减少或消除农作物体内重金属的积累等。目前植物活性有机硒的产品有富硒玉米粉、富硒大米、富硒小米、富硒杂豆、富硒西兰花＋螺旋藻糖果等。

"药补不如食补"。由于这种产品的补硒效率高、安全、方便，突出的优点是补硒摄入量可以控制，所以在市场上备受关注和青睐。

以上介绍了三代硒产品的简要特点，也是中国补硒历史上的三个分水岭。一代硒产品由于毒副作用和人体吸收率低的原因在日本和美国已被禁用或限用，在中国食品行业中虽还在用，但是要限量。二代硒也是补硒人群可以选用的，特别是对临床上不能进食或失去消化功能必须补硒的人群以及癌症患者放化疗后，医院多采用硒酵母来补硒。

三代硒产品目前的含硒量和人体的吸收率都比二代硒产品好，所以受到好评。

最近几年，江南大学食品学院联合一些企业建立了食品安全与营养协同创新中心，硒泰克生物科技有限公司，与该中心密切合作，并以此为依托，已做了一些定向的研发，希望将硒与益生菌完美结合，研发出真正具有活性的富硒益生菌产品。硒的补充有利于益生菌的生长，益生菌在体内的停留时间较传统食品更长，可以增加硒在小肠的吸收时间，提高吸收利用率，为硒的高效吸收提供了一个全新的研发思路。此外，在高等动物身上运用生物转化方式获得的富硒产品如富硒肉、富硒蛋、富硒螃蟹及富硒蜂蜜等也开始受到人们的关注。

总之，新研发食品的硒形态更加接近人体的需求，且早补可以提高免疫力，患病后再补效果就差些，但是补硒不能操之过急，一定要注意安全剂量，一般控制在每日150 ~ 200μg 的摄入量为好。有人建议，针对不同硒营养状态人群可以采取梯度补硒方式，适当调整硒的安全摄入剂量。在摄入量上，根据我国硒资源分布地图（我国存在富硒和缺硒地区），并结合硒的安全剂量和膳食结构，制订出具体的指导标准具有重要意义。

（罗大珍　王　健　杨　铭）

参考文献

1. Rotruck JT，Pope AL，et al. SELENIUM-BIOCHEMICAL ROLE AS A COMPONENT OF GLUTATHIONE PEROXIDASE [J]. Science，1973，179：588-590.

2. Chen JS. Observations on effect of sodium selenite in prevention of keshan disease [J]. Chinese Medical Journal，1979，92：471-476.

3．袁丽君，袁林喜．硒的生理功能、摄入现状与对策研究进展［J］．生物技术进展，2016，6（6）：396-405.

4．陈长兰，郇丰宁．硒对人体的作用机理及科学补硒方法［J］．辽宁大学学报自然科学版，2016，43（2）：155-168.

5．刘源，王秀红．慢性克山病与扩张型心肌病患者血液微量元素测定分析［J］．中华地方病杂志，2013，32（2）：201-204.

6．Benko I，Nugy G，et al．Subacute toxicity of nano-selenium compared to other selenium species in mice［J］．Evniron Toxicol Chem.，2012，12：2812-2820.

7．曹晖，刘红梅．纳米硒的生物医学作用研究进展［J］．生物技术进展，2017，7（5）：518-525.

8．浅野次义，黄士懿．七色饮食法提升免疫力特效食谱［M］．台北：尖端出版社，2004：84-85.

9．徐辉碧．生物微量元素 - 硒［M］．武汉：华中工学院出版社，1983：57-59.

下篇

第六章　硒与癌症

一、硒与癌症的生物医学基础

> 癌细胞是正常细胞在致癌因子的长期刺激下产生基因突变后形成的新生物，癌症是目前威胁人类生命的主要杀手。硒与癌的关系十分密切。

1. 什么是癌症?

癌是机体组织内的新生物。正常体细胞在致癌因子长期持续刺激下，其脱氧核糖核酸（DNA）分子结构（密码）发生变化，排列秩序被改变，局部组织细胞异常增生，形成新生物。癌细胞具有异常形态、异常的代谢和功能，不受限不受控制地异常增生，最终表现为不规则的迅速增大的肿块。

2. 癌细胞有何特征?

癌细胞有以下四大特征。

（1）同源性：起源于同一干细胞。

（2）自主性：癌细胞的生长不受机体正常生理和生化的调节制约。

（3）异型性：缺乏正常协调的细胞分化。

（4）转移性：癌细胞具有阶段性生长，并扩散到机体其他部位的能力。

癌的形成往往要经历漫长的演变过程，非一朝一夕突然发生。在癌形成之前，局部组织必有某种形态学的改变，由轻到重，逐步累积，最终才表现出明显的癌症特征。这种局部细胞群仅据其形态学上的异常，还不能诊断为癌细胞，临床上称为"癌前病变"，如宫颈糜烂、各种息肉、上皮鳞状化生、慢性溃疡、黏膜白斑等。癌前病变是可逆的，在移出致癌因子、机体抵抗力提高、免疫力增强、原受损细胞经自我修复后仍可变为正常细胞。适时常规体检，及时发现癌前病变，施以防治措施，可以预防癌症的发生。在现代科学发展的条件下，三分之一的癌症可以治愈，三分之一的癌症可以预防，三分之一的晚期癌症仍可以通过积极综合治疗，减轻患者的痛苦，改善生活质量，延长生命。目前，带癌生存者的不断增加就说明了这一点。

3. 致癌因子有哪些？

致癌因子分为以下几类。

（1）化学致癌因子：如多环芳烃、芳香胺类、亚硝酸胺、黄曲霉素等。

（2）物理致癌因子：包括紫外线、X线、微波、射频、电场、磁场等。它们通过向生物分子传递能量而起作用，使生物分子的化学链发生变化，产生某种生物效应，致DNA损伤。

（3）生物致癌因子：如病毒类（甲肝、乙肝、丙肝病毒）等。病毒侵入细胞后，激活癌基因，使细胞丧失正常的生物学特征，引发无限制的不典型增生，并抑制其凋亡而成癌细胞。

细胞内抑癌基因活性降低，免疫力降低。缺硒是癌症发生的因素之一。

4. 致癌因子是怎样进入体内的？

致癌因子通过以下几种途径进入人体。

（1）经饮食通过消化道进入：我们吃的每顿饭，喝的每杯水都可能含有致癌因子，其通过消化道进入体内。

（2）经空气通过呼吸道进入：空气中的致癌因子很多，

主要来源于空气污染，特别是雾霾，其通过呼吸道进入肺泡，进入体内。

（3）长期直接接触致癌因子：如直接接触油漆、化工产品等，其经过皮肤进入体内。

我们周围的致癌因子无处不在，因而有人戏称我们是在致癌因子中游泳。虽然致癌因子很多，但都不是马上刺激机体细胞而成癌，这种无效的致癌因子称为原致癌因子。只有致癌因子在体内经过代谢激活，才具有致癌性。这种被激活而真正具有致癌性的因子称为活性致癌因子（有效因子）。活性致癌因子也不是立即能致癌，还需要有另一个重要因素，那就是机体本身的因素。若机体细胞抵抗致癌因子的力量很强，对活性致癌因子不易感，无反应；或基础硒水平较高，免疫力很强，综合各种抵抗力量，能消除或清除致癌因子的影响，则任凭致癌因子的作用多强，也难以发挥其致癌作用。

由于遗传基因不同，几乎没有两个人对同一致癌因子的反应完全相同。同一机体内不同器官、不同组织、不同细胞群，又因结构、功能代谢上的差异，以及与致癌因子接触的方式及多少等因素的不同，其反应存在显著差别。比如吸烟是肺癌已经被确认的重要原因，然而发生癌变的毕竟只占百万吸烟者中的少数。在统计学上，重度吸烟者（每日2包，吸25年）比不吸烟者肺癌发生率高51倍，而事实上其中也只有少数发生肺癌。

即使是这样，我们还是要提倡不吸烟，要戒烟，积极补硒，提高机体免疫力，预防肺癌。

5. 肿瘤标志物是何物？有何作用？

肿瘤标志物是由肿瘤细胞产生和分泌的代谢产物或蛋白质，它们或是被释放的肿瘤结构的一部分，不仅存在于肿瘤细胞内，还经常被释放到血液或其他体液中，能在一定程度上反映体内肿瘤的情况。正因为它常伴随肿瘤而出现，临床上常检测这类肿瘤标志物来筛查体内是否有肿瘤的存在，理想的肿瘤标志物应符合以下条件。

（1）敏感性高。

（2）特异性强。

（3）能协助肿瘤分期和预后判断（标志物与肿瘤的恶性程度以及是否已转移有关）。

（4）半衰期短。标志物与肿瘤大小有关，有效治疗后含量很快下降，能较快反映治疗效果，反映体内肿瘤发展变化的实际情况。

（5）存在于体液中，特别是在血液中，易于检测。

6. 临床常用于检测的肿瘤标志物有哪些?

常用于检测的肿瘤标志物如下。

（1）癌胚抗原（CEA）：是胃肠道、呼吸道、泌尿道、乳腺、卵巢等部位的肿瘤标志物。

（2）HCG糖蛋白激素：是恶性葡萄胎、子宫内膜癌、乳腺癌、睾丸癌、卵巢癌标志物。

（3）CA19-9：是胰腺和结、直肠癌标志物。

（4）CA242：是消化系统尤其是结、直肠癌的标志物。

（5）甲胎蛋白（AFP）：用于检测肝癌，是原发性肝癌高特异性和高灵敏度的标志物。

（6）NSE：是小细胞肺癌、神经母细胞瘤和恶性黑色素瘤标志物。

（7）CA125：是卵巢肿瘤最好的标志物，亦为上皮性卵巢癌、子宫内膜癌、输卵管癌、肺癌等多种肿瘤标志物。

（8）PSA：是前列腺癌特异性标志物（TPSA为总PSA，FPSA为游离PSA）。

（9）HGH：是垂体肿瘤、支气管癌、肾癌标志物。

（10）CA153：30% ~ 50% 的乳腺癌患者血清中该标志物明显升高，其指标与预后相关；肺癌、胃肠癌、卵巢癌、宫颈癌患者中，此标志物也会升高。

硒能抑制某些癌细胞的生长，有效降低某些肿瘤标志物指标。

7. 人们为何谈癌色变?

谈癌色变，说明人们对癌症的恐惧，为何呢？因为癌症的病死率极高，是威胁人类生命的主要杀手。

（1）癌症为何有这样高的病死率呢？

①癌组织所在部位（原位或转移的部位）的组织器官被癌组织的快速增殖所破坏，逐步失去正常的生理功能，最后至功能衰竭。

②癌细胞分泌的免疫抑制因子，强力抑制了机体免疫组织的活性，使其免疫功能低下，机体减弱了对癌症的抵抗力。同时，还可以产生致命的并发症，如急性肺炎、急性脑炎等。

③癌组织的血液循环非常丰富，由于其生长极快，摄取了机体大量的蛋白质等营养物质及能量，致全身严重的营养不良和能量缺乏，导致全身功能衰竭死亡。

（2）癌症如此可怕，难道人类就毫无办法对抗吗？

当然不是。随着科学技术的发展，人们对癌的发生、发展、治疗的研究不断深入，已有了一系列的治疗方法。科学补硒就是预防癌症的有效措施之一。

8. 硒与癌的关系密切吗?

硒与癌的关系十分密切，国内外众多学者已进行了大量的研究，硕果累累。

（1）Etmiman 等[1]、Amaral 等[2]、Fritz 等[3]经多项观察性研究的 meta 分析显示，摄入硒有助于减少前列腺癌、膀胱癌和肺癌的发生，说明了硒在预防癌症中的作用。

（2）江苏启东县是我国的肝癌高发区，中国医学科学院肿瘤研究所于树玉教授等深入疫区 16 年，对肝癌的发病机制进行了深入的研究，发现高发的重要原因是启东县地质与水源中严重缺硒，当地人的血硒水平明显低于外地普通人，且黄曲霉素污染严重。通过对 13 万居民进行补硒（吃硒盐），居民的血硒水平明显提高。结果，肝炎患者减少 35%，乙肝患者检测指标阳性转阴性者明显增多，肝癌发病率和死亡率平均下降 49%。于树玉教授因此荣获"施瓦茨奖"。

（3）河南林县、鹤壁县及河北省涉县是食管癌高发区。1976—1984 年于树玉教授等深入疫区调研，对食管上皮细胞重度增生患者连续 5 年进行补硒干预试验。结果显示，1 年癌变率仅 0.74%，4 年癌变率 1.6%，是高发区自然癌变率的十分之一。

● 9. 硒为什么能防癌抗癌？

硒通过以下几个可能的途径对癌的抑制发挥作用。

（1）增强机体组织细胞膜磷脂活性，增强细胞膜的抗癌能力，使其对致癌因子不起反应，不易感[4]。

（2）抗氧化：清除活性氧自由基，保护细胞膜不受氧化损伤，分解化学致癌因子，使其失去致癌活性[5]。

（3）拮抗重金属：去掉矿物质致癌因子[6]。

（4）抑制癌细胞分泌的血管因子的活性：使为癌组织供血的血管生长迟缓或不生长，断其粮道，致癌细胞饥饿而凋亡[7]。

（5）抑制癌细胞分泌的抑制免疫因子的活性：解除癌

细胞对机体免疫的抑制，恢复机体免疫组织的活性。

（6）增强免疫功能[7]：

①增强体液免疫。提高 B 细胞的抗体合成能力，并增强抗体活性。

②增强细胞免疫。免疫细胞是癌细胞的天敌，硒能提高 T 细胞、NK 细胞、巨噬细胞的吞噬功能，增强对癌细胞的吞噬杀灭功能。

（7）硒对癌细胞有直接杀灭作用：

①硒在癌细胞内被还原为单质硒并自组装成纳米硒颗粒，与其亲和的重要蛋白质和酶相结合且固定，使之失去活性，其中包括重要的糖酵解的全部酶类，阻断糖代谢，终止其对癌细胞的能量供给[8]。

②抑制或迟延癌细胞周期（G2 → M 期）中的信息传递，阻滞细胞周期，抑制癌细胞分裂[7]。

③启动凋亡程序，激发热休克蛋白的活性，使癌细胞自杀凋亡[7]。

（8）协同抗癌药物的抗癌作用，提高其疗效：超大剂量的硒（正常剂量的 5 ~ 10 倍）与化疗药物合用，可以提高癌症治疗的治愈率。Satoh 等在 1992 年将超大剂量的亚硒酸钠与顺铂合用，结果显示，未加用亚硒酸钠的动物组，其存活期大约为 7 周，而加用亚硒酸钠的动物组，则几乎完全抑制了肿瘤的生长[9]。美国在 2004 年开始试用超大剂量的硒与依力替康联用进行动物实验，结果对依力替康不敏感的肠癌治愈率达到 40% ~ 80%，敏感性肠癌治愈率达到 100%[10]。原因是①硒有利于化疗药物发挥更好的抗癌作用。这就是强强联手，获得了 1+1 大于 2 的效果；②有力保障化疗药物在癌细胞中的有效浓度，降低癌细胞对化疗药物的耐受性。

（9）缓解放疗、化疗的毒性反应，减轻恶心、呕吐、脱发等症状，血液白细胞不降低，保持免疫功能稳定。

（10）抑制致癌因子激活酶的活性，使致癌因子在代谢中不被激活，不具有致癌性。调节并增强抑癌基因 P53 的活性，抑制癌细胞的分裂增殖 [8]。

P53 基因能通过以下三个途径实现有效抑癌。

①抑制癌细胞的分裂，使分裂周期中 G2 期（分裂前期）向 M 期（分裂期）的转移迟缓或阻断。使癌细胞不能分裂而逐渐缩小。

②抑制癌细胞受损（放、化疗所致）DNA 的修复。

③刺激线粒体分泌细胞色素 C，启动凋亡程序，激发凋亡因子 bux 蛋白的活性，致癌细胞自杀凋亡。

（陈日新）

二、硒与癌症关系研究的新进展

癌症是严重威胁人类健康的众疾之首。在低硒人群中癌症发病率较高，学术界是有共识的。补硒能降低癌症发病风险；其协同抗肿瘤作用以及减轻化疗、放疗副反应的效果已获临床支持。有机硒药物已进入临床试验阶段，FDA 对硒元素的抑癌功能有客观而严谨的评价，并为富硒膳食补充剂的评价标准制订开了一个窗口。

● **1. 为什么说癌症是严重危害人民健康的众疾之首？**

随着老龄化程度加剧，我国已成为癌症大国。我国每年新发癌症病例约 429 万，占全球新发病例的 20%；癌症患者死亡约 281 万例，死亡率高于心脏病及脑血管病，居十大严重危害人民健康疾病之首，其危害性远高于天灾人祸及广泛报道的传染性疾病[11]。近期，国家癌症中心汇总全国 449 家癌症登记点的数据显示，男性癌症发病率前五位依次为肺癌、胃癌、肝癌、直肠癌、食管癌；女性癌症发病率前五位依次为乳腺癌、肺癌、结直肠癌、甲状腺癌、胃癌。近 30 年来，肺癌发病率上升最快，现已居我国癌症发病率、病死率的第一位[12]。

在癌症发生和发展过程中，70% 以上的致癌和促癌因素与环境污染和人类行为密切相关。世界卫生组织（WHO）国际癌症研究中心列出了 18 类与人类癌症有关的环境污染物，这些致癌性环境污染物，有的是在工农业生产过程中有所接触，如石棉、苯、氡及其子体、毛沸石、甲醛；有的常见于日常生活中，如家庭燃煤、室内空气污染、室外悬浮颗粒、柴油机尾气；还有个人生活行为习惯中的接触，如吸烟和二手烟。烟草产生的烟雾中，有数百种有害物质，其中 69 种是人类已知的致癌物[13]。理论上，大多数环境致癌因素可以通过采取有针对性的预防措施，避免和减弱人群暴露水平，增强自身免疫力，从而降低人群患癌风险。当前，随着硒生物效应研究的不断深入，科学补硒在预防癌症中的作用也日益引起关注。

2. 基础硒水平与癌症的发生有什么关系？

人体基础硒水平（又称硒负荷）与癌症发病率的关系已有较多报道。Kim SY 等研究发现，我国农村地区人群低血硒水平与乳腺癌、宫颈癌发病率增高密切相关[14]。徐策等从国内外权威数据库检索纳入 7 项有关硒水平与胃癌患病风险研究，总共 16 652 名受试者。经 meta 分析（一种对不同研究结果进行收集、合并及统计分析的客观方法，是循证医学的主要内容和研究手段）结果显示，低血清硒水平患者的胃癌患病风险高于高血清硒水平患者，两者差异极显著（$P < 0.001$）[15]。Tsuji PA 等进行了一项包含 69 项研究的 meta 分析，共纳入了 36 4742 个样本，结果提示高血硒可以降低肺癌发病风险；分层分析结果提示，高硒负荷可能对不同类型癌症均有不同程度的影响[16]。Gill JK 等对非洲裔美国男性进行的调查发现，拥有高位血清硒含量的研究对象患前列腺癌的风险仅为低位血清硒含量研究对象的 41%[17]。然而，Hurst R 等对硒与前列腺癌的关系进行了系统性综述和 meta 分析，共纳入 12 篇文献。作者发现血硒与前列腺癌之间存在非线性的剂量反应关系，前列腺癌的患病风险随着血浆（血清）硒水平的升高逐渐降低，直到浓度达 170ng /ml 才进入曲线拐点[18]。Wallace K 等对膀胱癌与硒关系进行系统性研究也发现了类似情况[19]。因此在硒研究领域，学术界对低硒人群中癌症发病率较高这一点基本达成共识。

3. 人体基础硒水平与癌症死亡率有相关性吗？

早在 20 世纪 60 年代，Shamberger RJ 等对 55 ~ 64 岁美国白种人男性肿瘤患者进行调查发现，肿瘤患者体内硒水平与死亡率存在负相关[20]。1977 年，Schrauzer 等在世界范围内调查了 27 个国家和地区硒含量与癌症病死率的情况，得出了与 Shamberger RJ 等相同的结论[21]。中国医学科学院肿瘤研究所于树玉教授报道，随机检测我国八省市 24 个市县地区居民血硒水平，揭示癌症总死亡率与血硒水平呈负相关（$P < 0.01$），负相关强度依次为食管癌、胃癌和肝癌[22]。1988—1994 年全美健康和营养调查组（National Health and Nutrition Examination Surveys，NHANES）共纳入了 13 887 例成人参与者，进行了 12 年随访。人群平均基线血清硒水平为 125.6ng /ml。通过线性回归模型进行分析得出，

肿瘤死亡率与血清硒水平存在非线性关系，当血清硒水平 < 130 ng /ml 时，肿瘤死亡率与血清硒呈负相关，即随着硒水平升高，肿瘤死亡率下降。而在血清硒水平 > 150ng/ml 时，肿瘤死亡率均有轻度增高。硒与肿瘤死亡率呈现近似"U"型的关系 [23]。

● 4. 补硒能降低人体的癌症发病率吗?

20 世纪 80 年代以来，硒营养摄入与癌症的关系持续受到关注。1984 年，一项为期 8 年多的前瞻性营养干预研究在江苏省启东市进行。研究结果表明，启东市民主乡居民（20 847 人）连续 8 年食用富硒盐（15ppm），居民血硒水平明显升高，由（0.076 ± 0.0237）μg/ml 上升到（0.112 ± 0.032）μg/ml。肝癌发病率由 1984 年的 52.84 人 / 10 万人，逐年下降到 1993 年的 33.38 人 / 10 万人。而对照组圩角乡（28 175 人）居民食用不加硒普通食盐，癌症发病率 1984 年为 56.81 人 / 10 万人，1985—1993 年间在 53.14 ~ 64.27 人 / 10 万人。两者有显著差别 [24]。同时期，中美学者于河北省林县（食管癌、胃癌高发区）进行了另一项预防干预性实验，29 584 人随机分组，分别定时定量（50μg/d）补充胡萝卜素、维生素 E 和硒酵母，经过 5 年零 3 个月的随访，结果显示癌症总发病率降低 8%，胃癌发病率降低 16%；癌症总死亡率降低 13%，胃癌死亡率降低 20%，其中服用硒酵母的分组死亡率明显低于其他分组 [25]。

这一时期，在美国也有两项引起世界各国极大关注的硒的癌症干预试验。一项是 1983—1996 年预防皮肤癌复发干预试验（NPC），这项由 1312 名志愿者参与的长达 10 多年的大规模对照试验中，治疗组口服硒酵母每日 200μg，结果显示治疗组男性患者癌症死亡率下降 50%，癌症发生率下降 37%，前列腺癌下降 67%，结直肠癌下降 58%，肺癌下降 46%[26]。而另一项有 35 533 人参与、持续 5.5 年的干预试验（SELECT）中，单独或联合每日服用左旋硒代蛋氨酸 200μg 及维生素 E400U，结果显示单独或联合使用硒与维生素 E 均不能降低前列腺癌的发生率[27]。对 NPC 试验和 SELECT 试验进行对比分析，可以发现可能造成试验结果不一的主要原因：①参与人群不同，NPC 试验纳入的都是黑色素瘤皮肤癌患者，而 SELECT 试验纳入的受试人群更接近整体人群水平。②两个试验参与者基础血硒水平不同，SELECT 试验参与者基础血硒水平（主要分布于 122 ~ 152ng/ml）明显高于 NPC 试验组参与者。研究提示，基础血硒水平应为补充硒能否预防肿瘤的一个关键因素，当基础血硒水平低于 122ng/ml 时，补充硒具有降低肿瘤发生的作用[28]。然而，也有人发现了特殊情况：在高血硒浓度（> 139.8ng/ml）人群中，锰超氧化物歧化酶编码基因 SOD2 的 AA 基因型携带者，能够显著降低侵袭性前列腺癌的患病风险[29]。因此，在探求硒的防癌效应时，还需考虑遗传因素的影响。

● 5. 硒元素有协同抗癌的临床依据吗?

2004 年，美国科学家联合应用大剂量硒与依力替康（肠癌化疗药物），进行人癌裸鼠动物模型实验治疗，取得良好效果。其中对依力替康不敏感性肠癌和头颈部癌治愈率达到 40% ~ 80%，对敏感性肠癌治愈率达到 100%。Cao 等系统研究发现，硒 - 甲基硒代半胱氨酸能缓解各种不同抗肿瘤机制的化疗药物，如盐酸依立替康、奥沙利铂、5- 氟尿嘧啶、顺铂和环磷酰胺等的细胞毒性[30]。而今，硒应用于肿瘤化疗的辅助治疗，降低化疗药物导致的肾毒性、心脏毒性、骨髓抑制及听力损失等毒副反应已得到临床随机对照试验的支持[31-32]。与此同时，Puspitasari

IM 等从 PubMed 数据库收集到 1987—2012 年，来自美国、欧洲、亚洲的 6 篇有关临床放疗联用硒的一线研究报告，发现癌症患者血硒水平处在正常范围，即每日补硒（200 ～ 500μg）时均显示无毒性、不降低放疗的效果，却能降低患者因放疗氧化应激所造成的肿瘤周围正常组织损害及常见的不良反应。此外，补充硒还能降低口腔癌、淋巴癌患者在接受放疗时白细胞减少、免疫系统破坏等不良反应的发生率[33]。

6. 含硒抗癌药物研发处于何种状态？

20 世纪 60 年代起，我国针对克山病、大骨节病及牲畜所患白肌病应用亚硒酸钠治疗相继获得成功。而后，亚硒酸钠等无机硒药物被批准为处方药，因其见效快，现今国内仍有 4 家公司的 6 个批号的产品在售。20 世纪末，酵母硒（含有机硒 80% 左右）因在江苏省南通地区肝炎、肝癌高发现场开展干预试验获得成功而批准成药。其适应证为：低硒造成的肿瘤及其他低硒引起的疾病。由于时代的局限性，其药物代谢等多项临床前研究项目当时都没有硬性要求，以致药品说明书中，不良反应、用药禁忌、药物相互作用、药物过量、药代动力学等项均列为"尚不明确"。进入 21 世纪，按我国新颁布的《药品管理法》要求，新推出的酵母硒制品仅被批准为保健品。

近年，有机硒抗癌药物研究方兴未艾，众多有机硒及其衍生物进入临床前研究阶段。由北京大学药学院研发的一类抗癌新药乙烷硒啉已获批进入 II 期临床试验。这是一种硫氧还蛋白还原酶（TrxR）抑制药。肿瘤细胞中普遍存在 TrxR 的高表达，TrxR 抑制药具有特异性杀伤癌细胞的作用。其首选适应证为消化道癌和肺癌，并侧重于其中的腺癌类，对结肠癌、胃癌、肝癌等亦均有显著的抑制作用[34]。此外，由美国食品药品监督管理局（FDA）批准的 SWOG-S9917（基于 L- 硒代蛋氨酸结构）一类新药研发项目，近期已完成Ⅲ期临床试验，临床显示可降低高分化前列腺上皮内瘤患者的癌变发生率 [35]。该试验由美国 NCI 下属九家医学中心参与完成。

• 7. 硒元素预防癌症的机制是什么?

硒元素预防癌症的机制比较复杂，目前比较成熟的、已被纳入教科书的可能机制主要集中在抗氧化作用、增强机体免疫功能、改变某些致癌剂的代谢和直接作用等几个方面。

（1）硒的抗氧化作用是硒预防癌症的主要机制。机体在代谢过程中产生大量自由基，这些自由基会启动生物膜的脂质过氧化反应，使膜的结构和功能遭到破坏而有利于癌变，所以有人提出癌是一种"膜系统疾病"。机体清除这类自由基主要依靠谷胱甘肽过氧化物酶（GSH-Px）等抗氧化酶系统，而硒则是以 GSH-Px 为主的众多含硒酶的活性中心 [36]。

（2）调节免疫功能可能是硒预防癌症的重要机制之一。硒化合物能增强机体的体液免疫及细胞免疫功能。如刺激淋巴细胞增生，使淋巴细胞产生抗体，提高免疫球蛋白含量；增强 T 细胞介导的肿瘤特异性免疫能力、刺激 NK 细胞和细胞毒细胞的活性等 [37]。所有这些都是癌症免疫防护中所必需的。

（3）硒能改变某些致癌剂的代谢过程。某些致癌物质必须在体内代谢为中间产物（如苯并芘）后才具有致癌性，硒可使催化中间代谢产物生成的酶活性降低，使清除中间产物的酶活性增加。此外，硒还能改变细胞的代谢，有效减轻致癌物诱发的多种 DNA 损伤，提高了细胞对致癌物诱变作用的抵抗能力^[38]。

（4）硒对癌细胞的直接作用。癌症是调节细胞生长与分裂的基因失控引起的疾病，硒水平可明显影响癌基因与抗癌基因的表达，诱导细胞的凋亡^[39]；对多种癌细胞的DNA、RNA和蛋白质合成有抑制作用，从而影响癌细胞的分裂，促进其分化和逆转。

应该承认，目前人类对硒元素预防癌症的机制认识还处于初级阶段，硒与癌症发生发展的关系尚需从分子和基因水平做更深入的探讨。

● 8. 如何看待硒在癌症防治中的争议？

近年来，硒在癌症防治中的作用存在一定争议，其中最具代表性的就是前面已经提及的来自于美国的 NPC 与 SELECT 两项临床干预试验的结果差异。事实上，导致差异的原因除了参与志愿者基础血硒水平不同外，还有罹患疾病不同、地域和生活方式不同、摄入的硒源不同等^[40]。只要仔细分析比较、查找原因，这种差异是可以有所解释的。更为重要的是，缺硒固然与多种疾病有关，但疾病是多因性的，缺硒仅是其中一个原因。非缺硒所致的疾病补硒未必有显著效果。试想，当年在启东市进行的补硒干预肝癌的流行病学调研，如今再到当地或到别的肝癌流行区实施，结果并不会一致。原因就是启东市当年流行的肝癌主要由黄曲霉素污染食品和饮水所致，补硒能拮抗黄曲霉素和重金属的毒性，所以干预有效。如今启东市民生活条件普遍改善，已注意不再食用霉玉米、霉花生等霉变粮食，当年干预试验结果就无法重复出来。至于别的肝癌流行区，病因或为酗酒、农药、病毒、营养过剩等其他因素，干预结果也会大相径庭。所以我们绝对不能因为无法重复启东市当年的干预结果就予以怀疑甚至否定，而是要持探讨和借鉴的态度。当前食品安全形势严峻，粮食、饮水污染时有所闻，启东市补硒干预肝癌的调研结果仍具有现实指导意义。

● 9. FDA 对硒元素的抑癌评价是在什么情况下发布的?

2003 年 4 月 28 日，美国食品药品监督管理局（FDA）食品安全和应用营养中心，营养产品、标签和膳食补充剂办公室主任 Schneeman BO 博士签发了一份决议信，内容涉及对 Wellness Lifetyles 公司申请的有关硒膳食补充剂两项维护健康主张的科学评价，解释了 FDA 做出的强制性决定，以及将它们用于硒膳食补充剂的依据。FDA 批准的全文如下：①硒可能降低罹患某些癌症的风险。一些科学证据提示，摄入硒可能降低患某些癌症的风险。然而，FDA 确认这些证据是有限的而不是结论性的。②硒可能在人体内产生抗癌变的作用。一些科学证据提示，摄入硒可能在人体内产生抗癌变作用。然而，FDA 确认这些证据是有限的而不是结论性的。

2008 年 4 月 24 日又有三家公司联合向 FDA 提交了申请有关硒膳食补充剂的维护健康主张，内容涉及肯定硒能降低罹患八大类癌症的风险，以及用"有说服力但尚未确证"替代原来的"有限而不是结论性的"。FDA 于 2009 年 6 月 19 日给予回复，没有批准该申请，而且将其中"降低罹患某些癌症的风险"中的"某些"具体定为"膀胱癌、前列腺癌和甲状腺癌"。很显然，FDA 在众多含硒药物进入临床试验，而尚无一款正式批准上市之际，为微量元素硒做了客观而严谨的肯定；在严格遵循有关膳食补充剂不允许声称具有诊断和治疗疾病功能规定的前提下，为含硒膳食补充剂的评价标准制订打开了一个窗口。

（戴志强）

参考文献

1. Etminan M，Fitz Gerald J M，Gleave M，et al.，Intake of selenium in the prevention of prostate cancer：A systematic review and meta-analysis [J]．Cancer Causes Control，2005，16（9）：1125-1131.

2. Amaral A F，Cantor K P，Silverman D T，et al.，Selenium and bladder cancer risk：A meta-analy[J]．Cancer Epidemiol．Biomarkers，2010，19（9）：2407-2415.

3. Fritz H，Kennedy D，Fergusson D，et al.，Selenium and lung cancer：A systematic review and meta analysis [J]．PLoS ONE，2011，6（11）：e26259.

4. 安捷，陈泉光，高富正，等．亚硒酸钠对 MNNG 诱导小儿包皮成纤维细胞遗传物质损伤的影响 [J]．中华肿瘤杂志，1988，10（3），180-182.

5. Murawaki Y，Tsuchiya H，Kanbe T，et al.．Aberrant expression of selenoproteins in the progression of colorectal cancer [J]．Cancer Lett.，2008，259（2）：218-230.

6. Schrauzer G N.Anticarcinogenic effects of selenium [J]．Cell Mol.Life Sci.，2000，57：1864-1873.

7. 尹红星，张殊佳，郑学仿，等．硒的抗肿瘤作用研究综述 [J]．大连大学学报，2008，29（6）：18-25.

8. 夏献民，于树玉．硒的抗癌机制的研究 - 对酵解及有关硒的影响 [J]．中华肿瘤杂志，1987，9（4）：255-257.

9. Satoh M，Naganuma A，Imura N，Effect of coadministration of selenite on the toxicity and antitumor activity of cis-diammin-edichloroplainum（Ⅱ）given repeatedly to mice [J]．Cancer Chemoth Phann.，1992，（30）：439-443.

10. Frenkel G D，Caffrey P B.A prevention strategy for circumven-ting drug resistance in cancer chemotherapy [J]．Curr.Pharm.Des.，2001（7）：1595-1614.

11. 黄瑶庆．全球抗肿瘤药物市场和研发状况 [J]．全球药物创新快讯，2017，4：1-19.

12. 陈万青，孙可欣，等，2014 年中国分地区恶性肿瘤发病和死亡分析 [J]．中国肿瘤，2018，27（1）：1-14.

13. 邹小农．环境污染与中国常见癌症流行趋势 [J]．科学导报，2014，

32（26）：58-64.

14. Kim SY, Kim JW, et al, Changes in lipid peroxidation and antioxidant trace elements in serum of women with cervical intraepithelial neoplasia and invasive cancer, Nutr Cancer, 2013, 47（2）：126-130.

15. 徐策，陈君茂. 体内硒水平与胃癌相关性的 Meta 分析［J］. 中国医学创新，2017，14（23）：69-72.

16. Tsuji PA, Carlson BA, et al,. Dietary selenium levels affect selenoprotein expression and support the interferon-gamma and IL-6 immune response pathways in mice［J］. Nutrients, 2015, 7（8）：6529-6549.

17. Gill JK, Franke AA, et al,. Association of selenium, tocopherols, carotenoids, retinol, and 15-isoprostane F2t in serum or urine with prostate cancer risk：the multiethnic cohort［J］. Cancer Causes & Control, 2009, 20（7）：1161-1171.

18. Hurst R, Hooper L, et al,. Selenium and prostate cancer：Systematic review and meta-analysis［J］. Am J Clin Nutr, 2012, 96：111-122.

19. Wallace K, Kelsey K T, et al,.Selenium and risk of bladder cancer：A population-based case-control study［J］. Cancer Prev Res, 2009, 2：70-73.

20. Shamberger RJ, Frost DV. Possible protective effect of selenium against human cancer［J］. Can Med Assoc J, 1969, 100（14）：682-686.

21. Schrauzer G N, White D A, et al,. Cancer mortality correlation studies：Statistical associations with dietary selenium［J］. Bioinorg Chem, 1977, 7（1）：23-31.

22. Yu S Y, Chu YJ, Gong XL, et al,. Reginal variation of cancer mortality incidence and its relation to selenium levels in China［J］. Biological Trace Element Research, 1985, 21：7.

23. Bleys J, Navas-Acien A, et al, .Serum selenium levels and all-cause, cancer and cardiovascular mortality among US adults［J］. Arch Intern Med, 2008, 168：404-410.

24. 李文广. 硒预防原发性肝癌的研究进展［J］. 广东微量元素科学，1995，2（7）：1-3.

25. Li JY, Taylor PR, et al,. Nutrition intervention trials in Linxian, China：supplementation with specific vitamin /mineral combinations, cancer incidence, and disease-specific mortality in the general

population，[J]．J Natl Cancer Inst，1993，85（18）：1483-1492.

26．Clark LC，Combs GF Jr，et al，. Effects of selenium supplementation for cancer prevention in patients with carcinoma of the skin. A randomized controlled trial. Nutritional Prevention of Cancer Study Group [J]．JAMA，1996，276：1957-1963.

27．Lippman SM，Klein EA，et al，. Effect of selenium and vitamin E on risk of prostate cancer and other cancers：the Selenium and Vitamin E Cancer Prevention Trial（SELECT）[J]．JAMA，2009，301：39-51.

28．Rayman MP. Selenium and human health[J]．Lancet，2012，379（9822）：1256-1268.

29．Chan J M，Oh W K，et al，.Plasma selenium，manganese superoxide dismutase，and intermediate-or high-risk prostate cancer [J]．J Clin Oncol，2009，27：3577-3583.

30．Cao S，Durrani FA，et al，. Se-methylselenocysteine offers selective protection against toxicity and potentiates the antitumour activity of anticancer drugs in preclinical animal models [J]．Br J Cancer，2014，110（7）：1733-1743.

31．Weijl NI，Elsendoorn TJ，et al，. Supplementation with antioxidant micronutrients and chemotherapy-induced toxicity in cancer patients treated with cisplatin-based chemotherapy：a randomised，double-blind，placebo-controlled study [J]．Eur J Cancer，2004，40（11）：1713-1723.

32．Nematbakhsh M，Nasri H. The effects of vitamin E and selenium on cisplatin-induced nephrotoxicity in cancer patients treated with cisplatin-based chemotherapy：A randomized，placebo-controlled study [J]．J Res Med Sci，2013，18（7）：626-627.

33．Puspitasari IM，Abdulah R，et al，. Updates on clinical studies of selenium supplementation in radiotherapy [J]．Radiat Oncol，2014，9：125.

34．Fu JN，Wang JY，et al，. Drug efficacy and pharmacological action of an organoselenium compound ethaselen，a novel antitumor drug [J]．J Chin Pharm Sci，2010，19（3）：163-168.

35．Marshall JR，Tangen CM，et al，. Phase III trial of selenium to prevent prostate cancer in men with high-grade prostatic intraepithelial neoplasia：

SWOG S9917 [J]. Cancer Prev Res (Phila), 2011, 4 (11): 1761-1769.

36. Fang YZ, Yang S.Free radicals, antioxidants, and nutrition [J]. Nutrition, 2002, 18 (10): 872-879.

37. Hagemann-jensen M, Uhlenbrock F, et al,. The selenium metabolite methylselenol regulates the expression of ligands that trigger immune activation through the lymphocyte receptor NKG2D [J]. Biol Chem, 2014, 289 (45): 31576-31590.

38. Shi CY, Chua SC, et al,. Inhibition of aflatoxin B1-DNA binding and adduct formation by selenium in rats [J]. Cancer Lett, 1994, 82 (2): 203-208.

39. 刘洁薇, 钟晓蓉. 甲基硒酸对人高转移大细胞肺癌细胞株 L9981 增殖和凋亡作用及其分子机制的初步研究 [J]. 中国肺癌杂志, 2006, 9 (2): 103-108.

40. Vinceti M, Dennert G, et al,. Selenium for preventing cancer. Cochrane Database of Systematic Reviews 2014, Issue3.Art.No.: D005195. DOI: 10.1002/14651858.CD005195.pub3.

第七章　硒与内分泌系统疾病

一、硒与 2 型糖尿病

> 糖尿病是胰岛素分泌绝对或相对不足引起的糖、蛋白质、脂肪代谢紊乱而导致的全身性、系统性、代谢性疾病。在临床糖尿病分为 1 型、2 型和其他特异型。
>
> 本文重点讨论硒制剂与 2 型糖尿病相关的几个问题。

● 1. 我国糖尿病患者有多少?

1980 年，我国对 14 个省 30 万人口进行了糖尿病普查，在 25 ~ 65 岁人群中糖尿病发病率为 0.67%；1994 年，又对 19 个省 21 万人进行了普查，糖尿病发病率上升为 2.5%；2002 年，对 18 岁以上人群进行了普查，糖尿病发病率上升到 2.6%，其中城市人群发病率为 4.5%，农村人群为 1.8%。2003 年的全球调查数据表明，全球糖尿病患者已达 3.14 亿人，2016 年 4 月 WHO 首次发布《全球糖尿病报告》，指出全球糖尿病患者近 40 年增加 33 倍，预计 2025 年将达到 4.72 亿人。普查结果充分说明，随着人民生活水平的提高，糖尿病发病率显著提高，同时发现，随着年龄的增长糖尿病发病率也随之增长，18 ~ 44 岁城市居民糖尿病发病率为 1.95%；45 ~ 59 岁为 7.78%，60 岁以上为 13.13%；而农村居民较城市居民糖尿病发病率显著为低。近年来，我国糖尿病总人数已过 1 亿，其中 2 型糖尿病占 93.7%，1 型糖尿病为 5.6%，其他特异型糖尿病为 0.7%。糖尿病已成为影响我国人民健康的第四大慢性疾病[1]。

● 2. 2 型糖尿病临床表现有哪些?

2 型糖尿病的临床特征为：①多有家族病史；②隐性或

慢性起病，先有多食、多饮、多尿、肥胖等表现，随后出现乏力、体重减轻、消瘦等症状；③化验检查：空腹血糖、餐后血糖、血清C肽、糖化血红蛋白等指标超标。但血清中无1型糖尿病特有的谷氨酸脱羧酶抗体、胰岛细胞抗体及胰岛抗原抗体等。

3. 2 型糖尿病并发症有哪些?

2型糖尿病并发症多发，为糖尿病致伤、致残、致死的重要因素。其中，急性并发症有酮症酸中毒、糖尿病高渗状态、糖尿病乳酸中毒等；慢性并发症有糖尿病性血管病变如颈动脉斑块、股动脉钙化斑、冠心病、脑血管病、糖尿病足、糖尿病肾病、视网膜病变、眼晶体病变、糖尿病神经病变等。糖尿病并发症是治疗糖尿病的难点，是影响糖尿病预后的关键因素。

4. 糖尿病的防治策略是怎样的?

现行防治糖尿病的策略分为三级。一级防治目标为预防糖尿病发生。对具有糖尿病家族病史的个体和人群，强调保持科学的生活方式、合理膳食、适当运动、禁烟、限酒、保持心态健康等；须定时进行糖尿病筛查，定期检测空腹血糖和餐后血糖等，以便及早发现，及时进行治疗。糖尿病二级防治措施为制订有效的治疗方案。一旦确诊为糖尿病，即应进行正规治疗，严格控制饮食、适当参加运动、合理用药，以控制空腹血糖、餐后血糖、高血脂等。糖尿病三级防治措施为控制高血糖，预防和治疗糖尿病急性和慢性并发症提供了有力保障[1]。

5. 你知道 2 型糖尿病的诊断及达标条件吗?

2型糖尿病的诊断标准及达标条件[1]如表7-1所示。

表7-1　2型糖尿病的诊断标准及达标条件

诊断项目	诊断标准	达标条件
空腹血糖	≥ 7.0	4.4 ～ 6.1（mmol/L）
餐后或非空腹血糖	≥ 11.1	4.4 ～ 8.0（mmol/L）
糖化血红蛋白	≥ 6.5%	≤ 6.5% 血压 130/80（mmHg） 血清胆固醇 ≤ 4.6（mmol/L） 血清高密度脂蛋白 ≥ 1.0 (mmol/L) 血清低密度脂蛋白 ≤ 2.5 (mmol/L) 尿白蛋白排泄率 ≤ 20（UG/min）
尿糖	＋	阴性
尿蛋白	＋	阴性
尿白蛋白 / 肌酐 （mg/mmol）		男性 2.5 ～ 25 女性 3.5 ～ 25
尿白蛋白每日排泄率	≥ 30(mg)	≤ 30（mg）

● 6. 2型糖尿病治疗程序有哪些?

2型糖尿病患者可参照下述程序进行治疗。

（1）第一疗程（前3个月）：应展开综合性治疗，调整合理饮食＋适当运动＋合理控制体重＋药物治疗；首先选用二甲双胍类药物；并及时随诊检测血糖及糖化血红蛋白。

（2）第二疗程（后3个月）：依据实际检测结果，调整使用药物。如糖化血红蛋白未达标，应在坚持综合治疗的基础上，考虑加用噻唑二酮类药、磺脲类药、格列奈类药或 α - 糖苷酶抑制药等。治疗药物的调整应由经治医师和患者共同选定。治疗3个月后，糖化血红蛋白仍未达标者，即应进入糖尿病第三疗程期。

（3）第三疗程：经过以上两期治疗仍未达标者，应考虑加用胰岛素注射剂治疗。

一般来说，经过以上三个疗程，大部分病情可以得到平稳控制。遗憾的是，限于目前医疗水平，糖尿病仍属于"难以根治性疾病"，需要长期随诊治疗[1]。

7. 硒制剂治疗2型糖尿病实验研究进展怎样？

发现硒元素至今，硒的研究经历了三个阶段，即认识硒的化学性质阶段，硒与健康阶段和硒与疾病阶段。硒是人体健康不可或缺的微量元素之一，这一观点已被广泛接受。硒与2型糖尿病的关系研究已从动物实验研究、流行病学研究、临床实验研究，逐步向分子生物学及关联基因学发展。但关于含硒酶类对2型糖尿病的发生、发展及转归的影响，以及硒制剂对2型糖尿病的治疗作用仍需要深入探讨。

（1）硒与2型糖尿病流行病学调查：20世纪末，英国、法国、美国等国家的学者分别进行了硒与2型糖尿病全血、血浆和红细胞硒含量横断面调查、队列研究，以及用硒制剂治疗2型糖尿病随机对照研究，试图查明硒与2型糖尿病发病的相关性，但并未取得预期的结果，未证明缺硒与2型糖尿病存在确切的因果关系。但研究结果提示，缺硒可能与糖尿病并发症有关[2]。

（2）补硒治疗糖尿病动物实验：自从发现硒制剂具有抗氧化、清除自由基、维持氧化应激平衡、增强免疫功能等作用，医学界广泛展开了硒制剂治疗糖尿病的实验研究。

1991年，美国康奈尔大学Combs教授与中国农科院陆肇海、苏琪等用缺硒饲料喂养雏鸡。研究发现，缺硒饲料喂养的雏鸡胰腺组织明显萎缩，光镜下可见胰岛细胞数量减少、排列紊乱、呈索条状；胰腺组织内出现许多空泡和纤维组织；电镜下见胰岛细胞内质网扩张和空泡化。结果提示，缺硒对实验雏鸡胰腺组织有明显损伤作用 [3]。

1994 年，张桂珍等研究硒饲料对实验大鼠胰腺腺泡功能的影响。研究发现，用缺硒饲料喂养的大鼠血清淀粉酶和血清脂肪酶活性降低，当给予富硒饲料之后，血淀粉酶和脂肪酶活性明显升高，尤其硒和维生素 E 同时补给时效果更为明显。实验表明，缺硒饲料可影响实验大鼠胰腺腺泡淀粉酶和脂肪酶分泌，而补硒则可增强胰腺分泌功能 [2]。

1998 年，丁虹等研究含硒量不同的饲料对实验性糖尿病小鼠血清谷胱甘肽过氧化物酶、超氧化物歧化酶及过氧化氢酶活性的影响。发现缺硒饲料喂养的小鼠三种酶活性均呈下降趋势；而富硒饲料可明显提高糖尿病小鼠谷胱甘肽过氧化物酶、超氧化物歧化酶和过氧化氢酶活性。同时，富硒饲料还可降低糖尿病小鼠体内脂质过氧化物的含量 [3]。

（3）补硒治疗糖尿病临床研究：1995 年，姚文华等给 2 型糖尿病患者口服硒制剂，患者全血谷胱甘肽过氧化物酶活性显著升高，血浆脂质过氧化物水平显著降低。结果提示，硒制剂可升高全血谷胱甘肽过氧化物酶活性，可降低糖尿病脂质过氧化物含量，有利于保持胰岛的正常功能 [3]。

（4）补硒有防治 2 型糖尿病并发症的作用：人体内糖、蛋白质、脂肪等生物氧化过程在提供能量的同时可产生一定量的毒性自由基，包括超氧阴离子、羟自由基、过氧化氢、一氧化氮、二氧化氮等，此类自由基过量可导致细胞氧化损伤。但是，机体同时存在控制氧化损伤的氧化应激系统，包括含硒酶抗氧化系统，如超氧化物歧化酶、过氧化氢酶、谷胱甘肽过氧化物酶等；另一类抗氧化系统为非酶抗氧化系统，包括维生素 C、维生素 E、谷胱甘肽、褪黑素、α - 硫辛酸、类胡萝卜素、微量元素铜、锌、硒等。

当机体发生炎症、缺氧或缺氧再灌注等病理情况时，大量氧化中间产物及氧自由基分子未能及时清除，即有可能导致组织细胞损伤，出现 2 型糖尿病的各种并发症。糖尿病持续高血糖即成为引发糖尿病多种慢性并发症的重要因素。研究表明，含硒酶类具有强力的抗炎、抗氧化、清除自由基、降低血液黏度、保护血小板、调节免疫应答等功效，所以硒制剂在防治糖尿病并发症方面具有重要作用。例如，糖尿病各种血管病变的病理基础即为广泛非酶糖化和超氧化损伤的结果。1999 年，吴凤兰等观察到实验性糖尿病大鼠血液中糖化低密度脂蛋白和糖化血红蛋白明显升高，给予富硒及维生素 E 饲料之后，血管损伤明显减轻，表明硒和维生素 E 抗氧化和抗蛋白质非酶糖化作用非常关键 [3-4]。

◈ 8. 2 型糖尿病患者补硒给我们哪些启示?

2 型糖尿病的发病机制与 1 型及其他特异型糖尿病不同，2 型糖尿病是由于胰岛素受体对葡萄糖降解的敏感性不足，餐后高血糖产生过量自由基，导致氧化应激失衡，进一步引发心脑血管、肾脏血管、视网膜血管等组织氧化损伤，致多器官和组织小血管基底膜肥厚、血管闭塞或血栓形成等，成为难治性 2 型糖尿病并发症。含硒酶类的主要生理作用是抗氧化、清除自由基，防治 2 型糖尿病并发症。但硒制剂并未列入《中国 2 型糖尿病防治指南（2017年版）》中；从科学研究方面来看，硒制剂的作用机制仍有待深入探讨；从医疗保健工作来说，不妨立案申请，组织 2型糖尿病志愿者进行"缺硒补硒"临床试验，以验证硒营养补充剂如富硒玉米粉等防治"2 型糖尿病并发症"的实际效果。

二、硒与甲状腺疾病

> 人体单位硒含量最高的器官为甲状腺。硒对于维持人体甲状腺功能及防止一些甲状腺疾病的发生均具有重要作用。

● 1. 硒与人体甲状腺关系密切吗?

关于甲状腺的一般生理结构和功能在本书第三章已有介绍,此不赘述。硒在甲状腺中的单位含量比人体所有其他器官的单位含量都要高(0.2 ~ 2μg /g),这本身就说明硒与甲状腺及其分泌的甲状腺激素有着密切的关系[5]。甲状腺激素包括甲状腺素和三碘甲状腺原氨酸,其具有维持生长发育、促进代谢、促进神经细胞发育等重要功能。婴幼儿阶段甲状腺激素不足将导致身高和智力发育障碍的呆小病。甲状腺中的甲状腺素脱碘酶(DIOs)为一系列的硒蛋白,其对维持甲状腺中的正常氧化还原反应和甲状腺激素合成这两个代谢活动至关重要。

● 2. 硒在甲状腺中具有什么功能?

硒能维持甲状腺激素的正常活性,有效调节内分泌功能。具体地说,硒在甲状腺中具有多种作用:甲状腺素脱碘酶(DIOs)由多个硒蛋白组成,包括甲状腺素脱碘酶DIO1、DIO2、DIO3等。它们分布广泛:DIO1分布于甲状腺、肝脏、肾脏和脑垂体中;DIO2存在于甲状腺、中枢神经系统和骨骼肌中;DIO3分布于脑、皮肤和胎盘中。在一些甲状腺激素代谢严重紊乱的疾病,如Graves病、甲状腺功能减退疾病中,均有甲状腺素脱碘酶的异常表达。而

DIOs 酶系的活性受硒的影响很大，其中 DIO1 受硒的影响最大。硒以硒代半胱氨酸形式存在于 DIO1 的活性中心，通过此种方式参与甲状腺激素的代谢调节，当机体缺少硒时，DIO1 的活性和表达量均受到影响，因此，必然会导致甲状腺激素代谢异常。在对法国女性的调查中发现，硒的含量与甲状腺体积大小（甲状腺偏大是病态表现）、甲状腺受损情况和甲状腺肿的发生呈负相关[6]。当体内过氧化氢（H_2O_2）过量时，甲状腺将会因为暴露于过多的氧自由基中而受到损害[7]。硒蛋白 GPx1、GPx3 和 TXNRD1 作为抗氧化剂和氧化还原反应的调节剂，能够保护甲状腺免受过氧化物的伤害[8,9]。

3. 硒对预防和治疗甲状腺疾病有什么作用？

由于硒蛋白对甲状腺代谢活动有明确的调控功效，硒在预防和治疗甲状腺相关疾病方面也体现出了重要作用。研究发现，补硒（以亚硒酸钠或硒代蛋氨酸形式，每日补硒 80μg 或 200μg）能够有效治疗桥本甲状腺炎[10-11]。一项随机控制实验证明，补硒对治疗格拉夫病等自身免疫性的甲状腺功能亢进也同样有效，实验中连续补硒 6 个月（每日 2 次服用 100μg 的亚硒酸钠）能够显著改善生活质量，减少眼睛问题和格拉夫眼眶病的恶化[12]。在挪威进行的调查中还发现，硒与甲状腺癌相关，数据表明甲状腺癌的发生与体内的低硒水平呈正相关[13]。

（孟济明　杨　铭）

参考文献

1．中华医学会糖尿病分会．中国 2 型糖尿病防治指南［S］．2007：1-49.
2．蒋霞，秦立强．硒与 2 型糖尿病关系的流行病学证据［J］．中华流行病学杂志，2013，34（6）：654-656.

3．陈元明．硒游记［M］．2版．天津：天津科技翻译出版，2007：35-37.

4．周爱儒．生物化学［M］．5版．北京：人民卫生出版社，2007：144-160.

5．Tan L，Sang Z N，Shen J，et al．Selenium Supplementation Alleviates Autoimmune Thyroiditis by Regulating Expression of Thl/Th2 Cytokines［J］．Sci，2013，26：920-925.

6．Derumeaux H，Valeix P，Castetbon K，et al．Association of selenium with thyroid volume and echostructure in 35-to 60-year-old French adults［J］．Eur J Endocrinol，2003，148：309-315.

7．Beckett G J，Arthur J R．Selenium and endocrine systems［J］．J．Endocrinol，2005，184：455-465.

8．K hrle J，G rtner R．Selenium and thyroid［J］．Best Pract R es Clin Endocrinol Metab．2009，23（6）：815-827.

9．Glattre E，Thomassen Y，Thoresen S O，et al．Prediagnostic serum selenium in a case-control study of thyroid cancer［J］．Int J Epidemiol，1989，18：45-49.

10．Nacamulli D，Mian C，Petricca D，et al．Influence of physiological dietary selenium supplementation on the natural course of autoimmune thyroiditis［J］．Clinical Endocrinology，2010，73（4）：535-539.

11．Marcocci C，Kahaly G J，Krassas G E，et al．Selenium and the course of mild Graves' orbitopathy［J］．New England Journal of Medicine，2011，365（8）：1920-1931.

12．汪岛，王曙．硒与甲状腺：密不可分的联系［J］．内科理论与实践，2011，6（5）：397-400.

13．Toulis K A，Anastasilakis A D，Tzellos T G，et al．Selenium supplementation in the treatment of Hashimoto' s Thyroiditis：a systematic review and a meta-analysis［J］．Thyroid，2010，20：1163-1173.

第八章　硒与眼部疾病

眼睛是心灵的窗户，是感知外部世界的最重要器官，由它获得的信息量为人类获得总信息量的90%。微量元素与眼部疾病的关系以往很少受到关注。近来越来越多的研究团队发现，维持眼正常生理生化功能必须有适量的微量元素参与，否则就会发生眼生理生化功能紊乱，引起眼部疾病。目前研究较多且结论较为一致的与眼病相关的微量元素是硒、锌、铜等。本章将就微量元素硒与近视、弱视、白内障、青光眼及其他眼部疾病的关系以及防治进展分别予以介绍。

一、硒与近视眼

● 1. 为什么说防控近视眼是全球性难题？

近视眼是指眼球在调节松弛的状态下，平行光线经过眼屈光系统折射后焦点落在视网膜之前，形成弥散圈（图8-1）。患者主观感觉是看近物清晰而看远物模糊，这种症状称之为近视眼（myopia）。近视眼因其普遍性、病因复杂性、治疗艰巨性而成为全球性防控难题。已找到越来越多的证据证明微量元素硒与防控近视眼密切相关，但其作用与机制研究尚处于起步阶段。

国内外流行病学研究结果揭示，近视眼已成为全球性医学、社会问题。在亚洲近视眼尤其高发，中国大陆、中国台湾、新加坡等地区，近视眼发病率高达80%，其中中、高度近视眼发病率可达20%。近视眼的病因多样，机制复杂，防治尚无良策。药物治疗对近视的控制作用虽然已被证实，但多种治疗药物均有一定的不良反应，推广应用受到限制。在手术治疗方面，角膜激光手术的研究较为透彻，但术前患者筛查严格，矫正近视的范围相对有限，此外，手术的并发症仍难以完全避免。

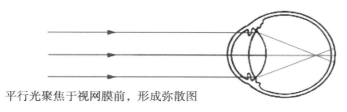

平行光聚焦于视网膜前，形成弥散图

图 8-1　近视眼屈光现象

目前，近视眼患者普遍采用的光学矫正（眼镜、角膜接触镜等）虽然可以矫正近视眼的屈光不正，但配戴伴随诸多不便，更无法控制近视的加深以及高度近视眼可能产生的异常病理状态和并发症，如视网膜脱离、黄斑变性、继发性青光眼、白内障等。流行病学调查证实，近视性视网膜病变作为高度近视的并发症，已成为人群重要致盲原因之一；由于防治难度大，大众关注点是近视眼的视力矫正，忽略了预防，特别是诱发近视的饮食营养因素，必须引起足够的重视。

2. 微量元素硒与防控近视眼有什么关系？

青少年阶段是近视眼发生、发展的窗口期，青少年近视的发生和发展固然与遗传因素（基因、禀赋）、环境因素（光照条件）和行为因素（生活、阅读习惯）有关，但营养因素（隐性饥饿），特别是缺乏某些微量元素，例如微量元素硒摄入不足也是诱发近视眼的重要原因。国内外流行病学的最新研究资料再次证实，中小学生近视眼患者，其血硒和发硒的含量均低于正常组，两者有显著差异[1-2]。裸眼远视力与血清硒、锌、铜、含量呈正相关，相关关系的密切程度为硒最高，锌次之，铜最低 [3]。临床试验报道，少儿近视患者可通过食物或药物补硒后有所改善和恢复 [4]。近视患儿经中医耳穴贴压治疗后，消化酶功能增强，视力有所恢复，此时检测发硒均显著高于治疗前 [5]。中国中医科学院眼科医院著名专家唐由之教授总结多年临床经验，提出青少年近视眼的辨证论治，其协定方主药有黄芪、白芍、青葙子、远志、石菖蒲 [6]。用现代医学来分析，此方主药黄芪是中药中含硒最丰富的硒积聚植物。2007 年，生物科技巨头美国杰龙生物医药公司也从中草药黄芪中分离出一种名为 TA-65 的营养补充剂开始出售。服用了这种片剂的人报告说，他们的视力都有所增强 [7]。可以这么说，硒与防控近视眼密切相关已找到了越来越多的证据。

● 3. 微量元素硒防控近视眼的机制是什么？

眼是人体唯一被环境中的紫外线及可见光照射的器官，光化学反应最为强烈，光氧化产物积累最多，在眼的晶状体内有一套完整的抗氧化防御体系，包括酶促和非酶促两大体系，而这两大体系都必须有硒的参与才能发挥作用 [5]。实验表明，硒缺乏导致大鼠眼晶体抗氧化能力下降，自由基产生增多，脂质过氧化作用加强，导致晶体的组织损伤，出现形态学改变 [8]。另外，除了晶状体外，睫状肌同样具有调节眼视物远近的功能。硒在眼睫状体内含量较高，硒含量不足时，睫状肌易形成痉挛，导致调节性近视 [9]。此外，有学者认为，眼组织中含有硒、锌、铬等多种与近视发病较密切的微量元素。这些元素在体内参与许多酶的组成和代谢，当它们在体内含量不足时，这些元素的动态平衡遭到破坏，便会引起代谢紊乱，导致眼组织结构改变及视力功能下降而易患近视 [10]。目前，有关微量元素硒防控近视眼的机制研究尚在起步阶段，仍有太多的未知需要我们去探索。

二、硒与弱视

◎ 1. 弱视的定义是什么?

弱视是一种常见的与视觉发育相关的儿童眼病。国内医学界普遍认为眼部无明显器质性病变,或者有器质性改变但其视力减退与病变不相适应,屈光异常并不能完全矫正,远视力在 4.9(0.8) 以下者,均列为弱视(amblyopia)。儿童弱视可分为斜视性弱视、屈光参差性弱视、屈光不正性弱视、形觉剥夺性弱视和其他;并根据弱视的程度分为轻、中、重度三级。我国有 900 万 ~ 1500 万名儿童患有不同程度的弱视,占全国儿童总数的 3% ~ 5%。弱视儿童常常有自卑和自闭心理。无完善的立体视觉是弱视患儿的最大痛苦。如在患儿双眼视觉发育期不及时治疗,将造成终身视力低下,严重影响日常生活、工作和学习。

◎ 2. 弱视的病因学研究有什么新进展?

目前认为弱视的发病机制是在视觉系统发育过程中,由于受到某些因素的干扰、阻碍与抑制而未能得到适宜的视性刺激引起的视觉发育障碍与退化,但有哪些因素影响或干扰了视觉系统发育尚不十分清楚。近年来,流行病学和分子生物学研究表明,母亲孕期营养不良可导致胎儿宫内发育迟缓和营养障碍,从而使大脑和视觉系统发育不良,视细胞功能低下,形成弱视[11]。视觉发育离不开营养物质的支持,尤其是微量元素。微量元素是多种生物酶的辅酶成分,在酶的生物功能中发挥着重要作用。人体必需的元素目前认为有锌、硒、铁、铜、锰、钴等十几种,其中硒、锌、铜、铁已被认为与弱视相关[12]。

● 3. 微量元素硒与弱视发生相关的机制是什么?

硒是眼组织中必不可少的微量元素之一, 与视敏度密切相关。实验表明, 给家兔注射硒后, 可增加其对弱光的敏感性[13]。临床试验报道, 对弱视儿童血清进行多种微量元素检测, 发现血清 Se、Zn 含量显著低于正视儿童[14]。与此同时, 弱视儿童的血浆谷胱甘肽过氧化物酶 (GSH-Px) 活性下降[15]。对弱视儿童在常规使用遮盖加精细目力训练的基础上, 补硒 6 个月, 随访 1 年后, 检测发现补硒组的视力恢复人数、血清硒含量升高、血浆 GSH-Px 活力增强和脂质过氧化物的代谢产物丙二醛 (MDA) 降低, 与单纯遮盖加精细目力训练组相比较均有显著性差异[16]。相关作用机制探讨认为, 硒是谷胱甘肽过氧化物酶的重要组成部分, 对体内自由基和脂质过氧化物的清除起主要作用。硒摄入减少时, 血浆 GSH-Px 活性下降, MDA 含量升高, 可引起体内抗氧化能力减弱和过氧化反应增强, 不能有效地清除自由基及保护细胞膜结构和功能, 导致患儿眼组织结构卤化, 内皮细胞肿胀, 上皮细胞足突融合, 视细胞基质代谢异常, 引起视细胞变性和坏死[15]。因此, 微量元素硒、锌等可能是弱视发生的相关因素, 已引起国内外学者的重视[12]。

三、硒与白内障

● 1. 什么是老年性白内障?

白内障 (cataract) 是发生在眼球内晶状体上的一种疾病, 任何类型的晶状体浑浊使视力低于 4.8 即是临床意义上的白内障。根据白内障的致病原因, 可分为先天性白内障和后天性白内障两大类。同时, 后天性白内障又进一步分为代谢性白内障 (主要是糖代谢紊乱性白内障)、老年性白内障、辐射性白内障、药物性白内障、外伤性白内障、后发（继发）性白内障以及并发性白内障等。临床上将老年性白内障又分为皮质性、核性和囊下三种。有报道称我国 50 岁以上人群白内障致患病率约为 40%。随着我国人口老龄化程度的不断加剧，估计 2020 年我国白内障致盲人数将达 506.25 万。白内障目前还没有疗效肯定的药物，只有手术治疗。据推测，如能使白内障的发生推迟 10 年，每年白内障的手术至少会减少 45%。因此，研究有效预防白内障的方法和药物，是当前眼科学的重要课题之一。

❀ 2. 硒与老年性白内障有关的依据有哪些？

相较其他眼部疾病，硒与老年性白内障的相关研究资料是最多的。国内外流行病学调查的主流观点认为，老年性白内障患者的血硒水平显著低于无老年性白内障患者[17]。但亦有人研究发现囊下性与核性白内障血清硒含量高于正常组，而皮质性白内障血清硒含量低于正常组[18]。从 20 世纪 70 年代初，国外用中子活化法直接测定晶体硒含量，发现白内障患者晶体中硒含量显著低于正常晶体。白内障患者晶体中硒含量随着年龄的增大而下降，而正常晶体中硒含量随着年龄的增大而升高，晶体各部位硒含量也明显不同[19]（表 8-1）。由于测定方法和取材等不同，各家报道的老年性白内障晶体硒含量有所不同。此外，白内障患者晶体中脂质过氧化物的代谢产物丙二醛（MDA）明显高于对照组，而晶体中的谷胱甘肽过氧化物酶（GSH-Px）、超氧化物歧化酶（SOD）和过氧化氢酶（CAT）活性显著低于对照组[20]。动物实验则证实，长期低硒食物喂养会导致血硒水平显著下降，眼晶体中 GSH-Px 活性降低，仅为对照组的 16% 左右；晶体蛋白质合成减慢；MDA 增加；缺硒鼠出现赤道空泡和（或）后囊皮质变性；缺硒鼠、兔后代有白内障发生[21-22]。对老年性白内障患者的补硒临床观察显示，每日补硒 54μg，连续服用 12 周，血硒水平升高，半数以上患者视力增加（2 行以上）[23]。每日补硒 150μg，连续服用 6 个月，血清 SOD 活力提高，血清脂质过氧化物（LPO）含量降低。临床表现为视敏度提高 2 行以上，自觉症状改善，补硒组与对照组相比有显著性差异[24]。也有报道，对于视力大于 4.4 的早期白内障患者，补硒更具有预防白内障进一步发展的意义[25]。

表8-1　晶体中硒含量（μg/kg）

	年龄	晶体囊和上皮	皮质部	核部
正常晶体	0～5 岁	189	137	140
	10～20 岁	195	167	170
	50～60 岁	143	337	459
	70～85 岁	548	459	806
白内障晶体	40～55 岁	89	26	52
	60～75 岁	46	43	20
	80 岁以上	10	< 5	< 89

● 3. 补硒可以延缓老年性白内障发展的机制是什么？

　　硒在抗脂质过氧化方面的作用已为人们所认识。生物体在代谢过程中不断地产生自由基，正常情况下这些自由基也不断被清除，在某些因素导致自由基产生增多或内源性自由基不能及时被清除时，常会造成自由基触发一系列过氧化反应，从而造成机体损伤。在人眼晶体中，硒通过谷胱甘肽过氧化物酶（GSH-Px）阻止自由基产生脂质过氧化反应。一旦缺硒，由于 GSH-Px 活性下降，晶体中自由基产生增加，它攻击不饱和脂肪酸产生自由基连锁反应，使脂质过氧化物增多，就有可能造成生物膜结构和功能异常，引起各种生化和代谢紊乱，导致蛋白质大分子聚合物生成，晶体浑浊。而补硒则被公认能增强 GSH-Px 活性，导致晶体中蛋白质聚合受到抑制，从而延缓老年性白内障的进程 [26]。

另有研究报道，正常晶体上皮细胞中存在端粒酶活性表达，这对于维持晶体上皮细胞染色体端粒的稳定性有重要作用。晶体上皮细胞能够进行 DNA、RNA、蛋白质和脂质的生物合成，终身进行有丝分裂，通过移行、分化最终形成晶体。随着年龄增长和其他因素的影响，晶体上皮细胞中端粒酶的活性逐渐降低，加剧端粒缩短，促进了晶体上皮细胞的凋亡，这也是引发白内障的一个重要机制。实验证明，硒能延长或维持酵母及培养的肝细胞端粒的长度；因此，补硒增强晶体上皮细胞端粒酶活性被认为是延缓老年性白内障的可能机制之一 [27]。白内障目前还没有疗效肯定的药物，只有手术治疗。动物实验和临床观察显示，补硒能增加白内障患者的视敏度。增强 GSH-Px 活性和上皮细胞端粒酶活性被认为是硒延缓老年性白内障的可能机制之一。

4. 过量摄入硒会诱发白内障吗？

关于幼鼠、幼兔皮下注射或哺乳摄入过量亚硒酸钠会诱发产生硒性白内障较早就有报道，由于亚硒酸盐诱发的白内障模型形成快速、操作简便、重复性好，该类实验性白内障动物模型已广泛用于白内障发生机制和修复过程的形态及生化特征研究 [28]。硒诱发白内障最显著的改变之一是晶体中钙迅速增加，注射亚硒酸钠后 4 天，晶体钙浓度增加 5 倍，尤其是核部位钙浓度增加最高。其可能的机制是晶体的 Ca-ATP 酶的某关键巯基被氧化而使其活性受到抑制，导致钙从晶体排出减少而在晶体核心积累，钙浓度增高使细胞中含钙蛋白质水解酶被激活，可溶性晶体蛋白及其他晶体蛋白水解，水解产生的蛋白多肽某些物理特征改变，如内部疏水基暴露而成为不可溶蛋白，并与未被水解的晶体蛋白多肽相互作用形成不溶解物质[21]。也有学者认为，硒性白内障的形成机制是实验动物摄入过量硒后，晶体中的硒含量超过了合成含硒蛋白质所需的量，便开始氧化还原循环，促进氧化损伤的发生，并最终在实验动物体内诱导白内障的发生[29]。有趣的是，硒性白内障的产生必须在幼鼠开眼之前注射亚硒酸钠，开眼之后即使加大亚硒酸钠的剂量，也无法造模成功。深入研究发现，由于未开眼幼鼠的血-视网膜屏障发育不成熟，使得大量亚硒酸钠比较容易进入眼中，这才是导致幼鼠晶状体氧化损伤而出现白内障的主要原因[30]。由此可见，过量摄入硒诱发硒性白内障有严格的客观条件。近年来，对我国高硒地区湖北恩施老年性白内障发病情况进行了大规模调查研究，结果显示50岁及以上人群老年性白内障发病率并没有明显增加，这说明适量摄入硒并不会增加白内障的发病率[31]。

四、硒与青光眼

● 1. 青光眼是一种什么样的眼病？

青光眼（glaucoma）是一种以视盘结构改变为特征的进展性视神经病变，常常具备下列三条特征中的至少两条，即眼压增高、视盘凹陷扩大和视野缺损。青光眼造成的视功能损伤是不可逆的，世界卫生组织已将其列为第二大致盲眼病。原发性青光眼可分为两种类型，原发性开角型青光眼（primary open angle glaucoma，POAG）和原发性闭角型青光眼（primary angle-closure glaucoma，PACG）。既往的流行病学调查显示，在亚洲，特别是东亚（中国）人中，PACG 是最主要的青光眼类型，在 40 岁以上人群中发病率为 1.66%，远高于欧美国家。欧裔和非裔人群最常见的青光眼类型是 POAG，其发病机制目前尚不清楚，但已发现多种因素与 POAG 发病有关，眼压升高是最具有预测性的危险因素，另外的高危因素有年龄、种族、家族史；中危因素有近视、糖尿病；低危因素有高血压、偏头痛、血管痉挛、卒中、低灌注压等。血液流变学因素也是原发性青光眼视神经损害的潜在性危险因素。关注青光眼发生的危险因素，对进一步做好青光眼的防治工作十分重要。

2. 硒与青光眼的发生、发展有关系吗？

1983—1991 年，在美国东部 7 个医疗机构中，对 1312 名皮肤肿瘤患者实施了一项多中心、双盲、随机和有安慰剂对照的大规模流行病学研究，主要目的是评价补硒与防癌的关系。结果意外发现，每日补硒 200μg，平均持续 4.5 年，发生青光眼的风险比率增加。而后，部分人继续补硒维持 6.4 年，青光眼的发生率更高，补硒组与对照组相比非常显著。在此基础上，美国药物安全和监察部门（The United States Drug Safety and Monitoring Board）再次做出深入分析，最后认定补硒人群增加青光眼发病率 40%，其中女性补硒者与对照组相比差异显著[32-33]。而后，针对上述结果开展的研究显示，用有机硒孵育体外培养的人小梁网细胞会促使细胞内若干平衡指标改变[34]。深入研究还发现，小梁细胞合成和降解细胞外基质是调节房水流出阻力的一个重要机制。硒是通过改变细胞基质金属蛋白酶（MMP-2）和金属蛋白酶组织抑制剂（TIMP-1）的分泌，影响房水流出通路上细胞外基质之间相互转化的平衡，从而增加房水流出阻力，参与 POAG 的发病[35-36]。近期，血硒水平与青光眼发生相关的报告增多[37]，但硒与青光眼的复杂关系还是没有完全搞清楚。生物学和人群食用研究都提示硒补充剂与青光眼的发病率增加有联系，特别是女性。对青光眼患者不提倡补硒。

五、硒与其他眼部疾病

● 1. 硒对视网膜病变有改善吗？

硒作为复合抗氧化剂组合服用的一部分，曾被用于一项有关老年视网膜黄斑变性（age-related maculopathy）患者的双盲研究，1 年半后做检查，患者视敏度无减退[38]。作为循证医学的金标准，目前世界上提供最新医疗客观信息的考克兰评论（Cochrane review）认为抗氧化营养补充剂能预防或减缓老年性视网膜黄斑变性的进展，但不能阻止老年性黄斑变性的发生[39]。目前考克兰评价系统中尚无有关硒作为单一成分对老年性黄斑变性作用的实验数据。另有学者研究显示，视网膜挫伤后血清硒水平降低，在治疗中给予含硒的药物和食物，有益于视网膜损伤的修复，由此认为，硒与视网膜细胞的代谢及功能维持有关系[40]。此外，硒作为单一或复合抗氧化剂成分对大鼠糖尿病引起的视网膜病变有益处[41]；近年循证医学研究结果揭示，当基础血硒低于每毫升 122ng 时，补硒能降低患 2 型糖尿病的风险。视网膜损伤后血清硒水平降低，在治疗中给予含硒的药物和食物，有益于视网膜损伤的修复。

● 2. 硒对眼挫伤预后有好处吗？

眼挫伤（ocular contusion）是指由机械性的钝力直接伤及眼球及其附属组织，造成眼组织的器质性病变及功能障碍。它是眼外伤的常见类型，发生率约占所有眼外伤的

1/3。眼挫伤患者血清硒水平较正常人明显下降已有报道[42]。近年来，有临床医院挑选眼挫伤矫正视力 4.9 以下的患者做补硒对预后影响的研究。每日补充硒酵母药物 300μg，连续服药 1 个月时，其血清硒水平与正常人相比已基本恢复，3 个月后，患者视力提高 3 行以上。两组中治疗有效的眼数量构成比在治疗组中为 76.90%，对照组为 44.12%，两者相比有显著性差异。服硒组视力和预后的改善均有确切的疗效，未发现任何不良反应[43]。此外，最新临床报告，对于眼挫伤早期高眼压患者在给予常规治疗的基础上联合补硒治疗 1 个月后，补硒组的视力恢复和减少继发青光眼明显优于对照组[44]。其作用机制在于进入血液循环中的硒作用于小梁网细胞，提高房水吸收能力，加速房水循环从而降低眼压，减少继发性青光眼的发生；另一方面，血清中硒浓度增加提高中性粒细胞活性，加强抗脂质过氧化损伤的作用，清除患眼内有害的自由基，促进视力恢复[45]。总之，眼挫伤患者补硒后视力和预后的改善均有确切的疗效。

3. 硒有改善突眼的辅助效果吗？

眼球突出分为炎性、搏动性、间歇性、外伤性和内分泌性五种。内分泌性眼球突出是一类与甲状腺相关的眼病，尤以格雷夫斯病（Graves）为常见。国内临床观察硒联合甲巯咪唑治疗 Graves 病伴轻度突眼患者 6 个月后，血清游离三碘甲状腺原氨酸（FT3）、血清游离甲状腺素（FT4）和促甲状腺素（TSH）水平及突眼度的变化中，观察组优于对照组，两组间差异显著，有统计学意义。表明补硒治疗对甲状腺激素水平的变化及轻度 Graves 眼病病情的发展确有积极影响，可使甲状腺功能更快恢复至正常，并能延缓 Graves 眼病的发展[46]。此结果与国外报道一致。硒与抗甲状腺药物发挥协同作用的可能机制是硒元素在 Graves

病伴轻度突眼患者中发挥着免疫调节作用。它通过减少Graves 眼病患者促炎细胞因子的产生，降低机体的自身免疫反应程度，从而延缓疾病的进展[47]。除 Graves 病外，近年临床研究证实，对于桥本甲状腺炎性甲亢采用硒联合抑亢丸、甲巯咪唑治疗可有效改善突眼症状，且联合用药的安全性较高，具有重要的临床应用价值[48]。补硒治疗对甲状腺激素水平的变化及轻度 Graves 眼病病情的发展确有积极影响，可使甲状腺功能更快恢复至正常，并能延缓Graves 眼病的发展。

我国老一辈营养学家于若木教授于 1992 年 8 月 18 日，在科技日报撰文称赞我国"硒都"湖北省恩施州的姑娘秀美、水灵、活泼、开朗、目光有神，称其为"硒姑娘"。2017 年 9 月 7 日，恩施州主管硒产业的副州长程水源在欢迎上海老科协中科委考察团的座谈会上也自豪地提到，恩施姑娘的眼睛亮晶晶的，特别好看。补硒确实对大多数眼部疾病有好处。但是，应该承认，由于标本取材困难和检测技术的局限，能证明补硒有益的临床可靠资料还不是很多，特别是能纳入全球最新医疗的客观信息库的考克兰评价系统（Cochrane review）的权威数据太少。德国科学家Flohé L 认为[29]，尽管动物实验证明长期严重缺硒会导致眼生理行为改变，但选用超营养硒（supernutritional selenium）补充剂来防治老年眼疾并不可取。为了眼睛的健康，建议每日服用富硒膳食补充剂量不超过含硒 55μg 的推荐剂量，这是一个合理的选择。

（戴志强）

参考文献

1. 孟佩俊，张丽萍. 包头市中小学生近视与发硒铅砷汞含量相关性分析

[J]．中国学校卫生，2014，35（7）：1091-1093.

2．Fedor M，Socha K，et al，. Serum concentration of zinc，copper，selenium，manganese，and Cu/Zn ratio in children and adolescents with myopia [J]．Biol Trace Elem Res，2017，176（1）：1-9.

3．霍明章，刘宏．中学生视力与血清锌铜硒含量关系研究 [J]．中国学校卫生，2006，27（4）：318-319.

4．李贵升．微量元素硒对少儿视力影响的观察 [J]．广东微量元素科学，1996，3（5）：58-60.

5．方骏，吴勇勇．耳穴贴压对近视患儿发中微量元素含量的影响 [J]．中国学校卫生，2002，23（1）：58.

6．杨晓桦，宿蕾艳．用中医"治未病"理念探讨青少年近视眼预防 [J]．中国中医眼科杂志，2013，23（5）：368-371.

7．吕欣桐．端粒、端粒酶与抗衰老的研究进展 [J]．医学信息（上旬刊），2011，24（5）：2857-2858.

8．蔡求因，薛安娜．微量元素硒缺乏对大鼠眼晶体的影响 [J]．卫生研究，1992，21（2）：89-93.

9．李文俊，张梅．近视与微量元素关系的临床初探 [J]．医学创新研究，2007，4（29）：86.

10．邢怡桥，杨琳．微量元素硒与眼病 [J]．临床眼科杂志，2016，24（5）：473-475.

11．应小燕，陈沿东．孕妇营养状况与胎儿发育迟缓及新生儿视力发育障碍的关系 [J]．中华妇产科杂志，2001，36（9）：517-519.

12．Donnelly UM，Stewart NM，et al，Prevalence and outcomes of childhood visual disorders [J]．Ophthalmic Epidemiol，2005，12（4）：243-250.

13．苗健，高琦．微量元素与相关疾病 [M]．郑州：河南医科大学出版社，1997：176-178.

14．蒋伟蓉，徐克前．岳阳市学龄前弱视儿童头发微量元素的检测及其临床意义 [J]．实用预防医学，2011，18（6）：1051-1053.

15．常敏，武镪．儿童弱视发病微量元素分析 [J]．中国药物与临床，2016，16（2）：222-224.

16．金敏，颜为礼．小儿弱视与微量元素硒的关系及其临床意义 [J]．中国妇幼保健，2005，20（19）：2049-2051.

17．姜正二，金美英．微量元素硒对老年性白内障的影响 [J]．中国现代医生，2011，49（27）：41-42.

18. 张丰菊，郝水祥. 老年性白内障与血清硒关系初探 [J]. 中国实用眼科杂志，1994，12（9）：540-541.

19. Swanson AA，Truesdale AW. Elemental analysis in normal and cataractous human lens tissue [J]. Biochem Biophys Res Commun，1971，45（6）：1488-1496.

20. Bhuyan KC，Bhuyan DK，et al，. Lipid peroxidation in cataract of the human [J]. Life Sciences，1986，38（16）：1463-1471.

21. Bonce GE，Hess JL. Biochemical changes associated with Se-induced cataract in the rat [J]. Exp Eye Res，1981，33：505-514.

22. 蔡求因，薛安娜. 硒与白内障 [J]. 基础医学与临床，1992，12（1）：9-13.

23. 葛懿云，黄昕. 膳食补硒改善老年性白内障视力效果观察 [J]. 同济大学学报，2011，32（3）：67-8，76.

24. 吴维耀. 硒酸脂多糖治疗白内障的临床观察 [J]. 医药信息，1997，5（4）：36-37.

25. 余志强，李玉军. 硒治疗白内障61例疗效观察 [J]. 现代康复，2000，4（10）：1592.

26. 吴欣怡，张普云. 微量元素硒与老年性白内障 [J]. 眼科研究，1988，6（1）：57-60.

27. 孙计桃. 微量元素硒对眼科疾病防治的研究进展 [J].2001，18（10）：22-25.

28. Shearer TR，David LL，Anderson RS，et al. Review of selenite cataract [J]. Curr Eye Res，1992，11（4）：357-369.

29. Flohé L，Selenium. selenoproteins and vision，Developments in Ophthalmol [J]. 2005，38：89-102.

30. 陈宏杰. 亚硒酸钠致白内障发病机理的初步研究 [D]. 武汉：华中科技大学，2013，1-2.

31. Li T，He T，Tan X，et al，. Prevalence of Age-Related Cataract in High-Selenium Areas of China [J]. Biol Trace Elem Res，2009，128：1-7.

32. Clark LC，Combs GF Jr，et al，. Effects of selenium supplementation for cancer prevention in patients with carcinoma of the skin [J]. A randomized controlled trial. Nutritional Prevention of Cancer Study Group [J]. JAMA，1996，276：1957-1963.

33. Lillico A，Jacobs E，et al，. Selenium Supplementation and Risk of

Glaucoma in the NPC trial [M]. Tucson：University of Arizona，2002：1-10.

34. Conley SM，McKay BS，et al,. Alterations in human trabecular meshwork cell homeostasis by selenium [J]. Exp Eye Res，2006，82：637-647.

35. Conley，SM，Bruhn RL，et al,. Selenium's effects on MMP-2 and TIMP-1 secretion by human trabecular meshwork cells [J]. Invest Ophthalmol Vis Sci，2004，45：473-479.

36. 刘思伟，吴琼. 硒对体外培养的牛眼小梁细胞 M M P-2 和 TIM P-1 分泌的影响 [J]. 国际眼科杂志，2006，6（3）：620-622.

37. King AJ. Should we be considering selenium in glaucoma？ [J]. J Ophthalmol September，2009，93（9）：1132-1134.

38. Richer S，Multicenter ophthalmic and nutritional age-related macular degeneration study-part 2：antioxidant intervention and conclusions [J]. J Am Optom Assoc，1996，67：30-49.

39. Evans JR. Henshaw K. Antioxidant vitamin and mineral supplements for preventing age-related macular degeneration [J]. Cochrane Database Syst Rev，CD000253（2008）

40. 康暳，康虹. 视网膜挫伤后不同病程血清硒含量变化观察 [J]. 包头医学院学报，2010，26：45-46.

41. Kowluru RA，Koppolu P，et al,. Diabetes-induced activation of nuclear transcriptional factor in the retina，and its inhibition by antioxidants [J]. Free Radic Res，2003，37：1169-1180.

42. 康润梅，罗立勤. 眼挫伤与血清铁、锰、硒 [J]. 眼外伤职业眼病杂志，2000，22（2）：28-29.

43. 刘韶瑞，骆荣江. 眼挫伤患者血清硒含量的变化及补充硒剂后的疗效分析 [J]. 中华临床医师杂志（电子版），2012，6（20）：6569-6571.

44. 陈春梅，谭吉林. 眼挫伤早期高眼压患者的临床特点及补硒对预后的影响 [J]. 中国医学前沿杂志（电子版），2017，9（3）：136-139.

45. Yang W，Diamond AM，Selenium-binding protein 1 as a tumor suppressor and a prognostic indicator of clinical outcome [J]. Biomarker Res，2013，1（1）：15.

46. 肖新怀，陈澍. 硒辅助治疗 Graves 病伴轻度突眼的临床疗效 [J].

中国现代医学杂志，2017（11）：91-94.

47．Duntas L H．The evolving role of selenium in the treatment of graves' disease and ophthalmopathy [J]．J Thyroid Res，2012，2012（6）：736161.

48．李晨芳．桥本甲状腺炎性甲亢行硒联合抑亢丸、甲巯咪唑治疗效果及突眼改善情况 [J]．中外医疗，2016，2：147-149.

第九章　硒与肾病

> 肾是硒代谢和储存的重要器官，是人体中的一个大"硒"库，肾内硒含量非常高；肾病患者体内缺硒非常普遍。动物实验研究发现，当硒的摄入量不够时，首先动用肾、肝等器官中的硒来补充代偿。当体内血硒水平降低时，肾内硒含量更将明显降低。硒与肾的健康密切相关。肾是人体比较脆弱的器官，容易滋生各种疾病；防患于未然，补硒治肾未病，相关研究工作尚待总结和深入。
>
> 硒对肾的作用是多方面的，硒是谷胱甘肽过氧化物酶（GSH-Px）的活性中心，分布于全身组织，参与不同的活动而发挥作用。

● 1. 肾的内部结构什么样?

肾内部结构（图 9-1），可分为肾实质和肾盂两部分。

在肾纵切面可以看到，肾实质分内外两层：外层为皮质，内层为髓质。

肾皮质新鲜时呈淡红色，由一百多万个肾单位组成。每个肾单位由肾小球、肾小囊和肾小管所构成，部分皮质伸展至髓质锥体间，成为肾柱。

每个肾有 2 ~ 3 个肾大盏，肾大盏汇合成扁漏斗状的肾盂。肾盂出肾门后逐渐缩窄变细，移行为输尿管。

肾小体内有一个毛细血管团，称为肾小球，肾小球是个血管球。它由肾动脉分支形成。肾小球外有肾小囊包绕。肾小囊分两层，两层之间有囊腔与肾小管的管腔相通。

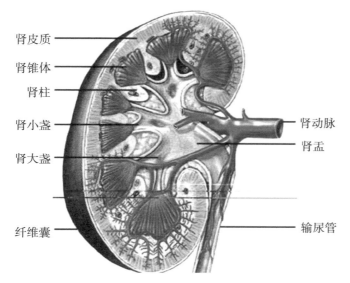

肾皮质

肾锥体

肾柱

肾小盏

肾大盏

肾动脉

肾盂

纤维囊

输尿管

图 9-1　肾的剖面示意图

◎ 2. 肾的排尿功能是怎样的?

　　机体尿的生成依赖于肾小体、肾小管和集合管的协同作用。肾小管汇成集合管。若干集合管汇合成乳头管。肾小球恰似一个过滤器,血液流经肾时,经肾小球"滤过",流经肾小球的血液成分除血细胞和大分子蛋白质外均被滤入肾小囊内,成为原尿。进入肾小管的原尿流经肾小管系统时,约 99% 的水和绝大部分身体所需要的物质如钠、钾、葡萄糖等被肾小管上皮细胞重吸收回血液;只有 1% 的水分和多余的无机盐成为终尿而被排出体外。同时,肾小管与集合管还通过分泌、排泄活动,将体内产生的代谢废物由血液进入导尿管经膀胱,排出体外。正常人每昼夜排出的尿液(终尿)为 1 ~ 2L。

● 3. 肾病的种类有多少?

肾病(kidney diseases)的种类繁多,较常见的有免疫伤害引起的肾小球肾炎及与细菌感染有关的肾盂肾炎等。另外,糖尿病、高血压及全身性红斑狼疮等患者也常并发肾病,诊断时须细心检查患者是否有其他相关疾病,了解病因以便提供最适当的治疗。

肾病是一种疑难病,病程较长,缠绵不愈,进展缓慢,治疗比较困难,患者必须坚持不懈地服药。即使已取得较好的疗效,巩固治疗至少也要一两年以上。难治的肾病需要的时间更长。

中医药治疗肾病具有一定优势。它通过辨证施治来修复肾组织,改善肾功能,使肾病得到控制。但要想取得好的疗效,需要一定的时间。

常见的肾病可分成如下几种[1]。

(1)慢性肾小球肾炎(chronic glomerulonephritis):简称慢性肾炎,是由多种不同病因不同病理类型组成的一组原发性肾小球疾病。

(2)肾病综合征(nephrotic syndrome, NS):简称肾综,是指由多种病因引起的,以肾小球基膜通透性增加伴肾小球滤过率降低等肾小球病变为主的一组综合征。

(3)慢性肾衰竭(chronic renal failure, CRF):是指各种肾病引起的缓慢进行性肾功能损伤,最后导致尿毒症和肾功能完全丧失,引起一系列临床症状和生化内分泌代谢紊乱等组成的临床综合征。从原发病起病到肾功能不全,间隔时间可为数年到十余年。我国正常人群慢性肾病的发病率接近10%,40岁以上人群为18.7%,老年人群更高[1]。

(4)肾结石(calculus of kidney):指发生于肾盏、肾盂及肾盂与输尿管连接部的结石。肾结石比其他任何部位的结石更易直接损伤肾，故早期诊断和治疗非常重要。

（5）肾囊肿（renal cyst of kidney）：是肾内出现大小不等的与外界不相通的囊性肿块的总称，常见的肾囊肿可分为成人型多囊肾、单纯性肾囊肿和获得性肾囊肿。

（6）糖尿病肾病（diabetic nephropathy，DN）：是临床常见和多发的糖尿病并发症，是糖尿病最严重的并发症之一。糖尿病肾病为糖尿病主要的微血管并发症，主要指糖尿病性肾小球硬化症，是一种以血管损害为主的肾小球病变。

（7）高血压肾病（hypertensive renal disease）：系原发性高血压引起的良性小动脉肾硬化（又称高血压肾小动脉硬化）和恶性小动脉肾硬化，并伴有相应临床表现的疾病。

（8）紫癜性肾炎：又称过敏性紫癜性肾炎，是过敏性紫癜（henoch-schonlein purpura，HSP，以坏死性小血管炎为主要病理改变的全身性疾病，可累及全身多器官）出现肾损伤时的表现。

（9）狼疮肾炎（lupus nephritis，LN）：是系统性红斑狼疮（systemic lupus erythematosus，SLE）累及肾所引起的一种免疫复合性肾炎，是 SLE 主要的并发症和主要的死亡原因。

（10）IgA 肾病：是世界上最常见的肾小球疾病，是我国最常见的慢性肾病和慢性肾衰竭的首要原发病。它不是单一疾病，而是一组具有共同免疫病理特征的临床综合征。

IgA 肾病临床表现多样，病理改变复杂，确诊依赖肾穿刺活检。肾的病理改变程度是确定治疗及判断疗效、预后最重要的因素。然而，IgA 肾病是一种慢性进展性疾病，大多数患者不可能接受多次肾穿刺活组织病理检查确定病情进展情况。因此，目前尚无统一的、简便易行的无创随访观察指标，可以通过对大样本 IgA 肾病的临床与病理资料进行相关性研究，从而通过临床指标间接判断 IgA 肾病及其进展并指导调整治疗方案。

（11）小儿肾病：以原发性为多见，主要病变为肾小球基底膜通透性增高，临床常表现为大量的蛋白尿、低蛋白血症、高胆固醇血症、全身明显凹陷性水肿及肾功能异常等一系列症状。

● 4. 硒缺乏与肾病的关系怎样？

（1）与慢性肾炎的关系：上海交通大学附属仁济医院观察 10 例单纯性肾病患儿体内五种微量元素的变化，认为患肾病时硒元素含量低，对病情评估和治疗有一定意义。新乡医学院亦做了同类的研究。中南大学湘雅医学院对 40 例慢性肾炎患者血浆 LPO、GSH-Px 和维生素 B 的测定提示患者抗氧化能力减低与 LPO 水平升高有关，且与肾损伤程度有关。

（2）硒对肾损伤的保护作用：山东大学医学院、包头医学院、华中科技大学同济医学院等研究表明，硒对急性镉中毒性肾损伤有保护作用。中国医学科学院肿瘤医院认为硒对减轻顺铂肾毒性有较好的疗效。

（3）硒与血液透析（简称血透）的研究：国外对血液透析前后硒水平的改变尚无定论。有的认为血透后血浆的硒水平显著提高，有的认为血透后硒水平减少，但都认为慢性肾炎患者血硒水平较正常人低。

（4）其他一些临床研究：肾衰竭严重状态下，硒缺乏可引起血浆 GSH-Px 不足，会致甲状腺功能低下。国内研究表明硒添加剂能提高肾小球滤过率。硒对被动性 Neymanm 肾炎治疗有效。肾是硒在机体中含量最高的器官，硒缺乏对肾影响极大。肾对硒代谢有极其重要的作用，肾的病变直接波及硒元素的变化。总之，硒对人类健康的重要性逐步被认识，我国对硒的研发正在兴起，有些工作已处于领先地位，同时也与发达国家搭起桥梁，合作互利，造福人类 [2-6]。

5. 为什么说"肾是人体的硒库"？

肾是硒代谢和储存的重要器官，是人体中的一个大"硒"库，肾内硒含量非常高。但是，肾病患者体内缺硒非常普遍，如肾病综合征患儿、糖尿病肾病和尿毒症等患者血硒水平均显著下降。

硒是人体所必需的一种重要的微量元素，在体内发挥着重要的生理功能，如有抗氧化、抗衰老、防癌等作用。动物研究发现，当硒的摄入量不够时，首先是动用肾、肝等器官中的硒来补充代偿。这提示，当体内血硒水平降低时，肾内硒含量更将明显降低 [7]。

6. 硒能增强肾的哪些内分泌功能？

硒对肾功能的发挥十分重要，特别是能促进以下肾的内分泌功能：

（1）促进肾分泌肾素、前列腺素、激肽。通过肾素 - 血管紧张素 - 醛固酮系统和激肽 - 缓激肽 - 前列腺素系统来调节血压。

（2）促进肾分泌促红细胞生成素，刺激骨髓造血。

（3）促进肾活化维生素 D_3，调节钙磷代谢。

（4）肾是许多内分泌激素降解场所，如胰岛素、胃肠激素等。当肾功能不全时，这些激素的 $T_{1/2}$ 明显延长，会引起代谢紊乱。可见，硒对肾在维持机体内环境稳定方面发挥着重要的功能。

硒还可影响其他激素的分泌，如甲状旁腺素、降钙素等，它们可影响及调节肾功能。

● 7. 硒通过什么途径防治肾病?

主要有以下四条途径[2]。

（1）超强的抗氧化能力：肾是一个重要的耗氧器官，治疗和防治肾损伤的关键是清除氧自由基。硒是一种非常强的抗氧化剂，能及时清除体内的氧自由基。适当补硒能提高体内"含硒酶"的活性，提高肾清除氧自由基的能力，从而防止肾病进一步加重，预防尿毒症。

（2）清除有害物质：由于食物、环境的污染，人体往往会受到重金属的侵袭。一些重金属，如铅、镉、汞等能损伤肾，加重肾病进展。硒在体内具有良好的解毒功能，能促使一些重金属从肾排泄，拮抗这些重金属引起的肾损伤。

（3）增强免疫功能：硒是一种强效的免疫调节剂，能刺激体内体液免疫和细胞免疫，增强机体的免疫功能，从而避免感染。

（4）保护心血管：心血管功能异常是导致慢性肾病患者死亡的最重要因素，大部分慢性肾病患者最后都是死于心血管事件。硒能保护血管内皮，改善慢性肾病患者的预后，提高患者的生活质量。

硒与肾病关系密切，在慢性肾病患者中缺硒非常普遍，而补硒能显著防治肾病。因此，慢性肾病患者应适当进行补硒治疗。

肾是人体内含硒量最丰富的器官之一，是硒代谢和储存的重要器官。而硒是人体营养必不可少的微量元素，在体内发挥着重要的生理功能，有抗氧化、抗衰老、防癌等作用。硒在人体是无法合成的，因此，每个人在日常生活中都应当适当地进行补硒。

● 8. 硒如何减轻毒素对肾的侵害?

食物、环境的污染会使人们受到重金属（如铅、镉、汞等）的侵袭，加重肾病进展。硒具有良好的解毒功能，能促使一些重金属从肾排泄，拮抗这些重金属引起的肾损伤。如镉中毒，硒可以引起镉在器官、组织或细胞中的再分布，帮助镉从相对分子量小（1万～3万）的生理活性重要的蛋白质向相对分子量大的蛋白质（大于3万）转移，并易于排除，从而抑制镉对肾的损伤。又如 Parizek 发现 Na_2SeO_3 对于大鼠由于注射 $HgCl_2$ 而引起的肾坏死有抑制作用并能延缓其死亡。

◉ 9. 硒对机体的免疫调节作用是如何发生的？

慢性肾病患者的免疫功能往往是受抑制的，特别容易发生感染。硒是一种免疫调节剂，能增强机体的免疫功能，从而避免感染。

硒能提高免疫力，如美国一项研究表明，每日补充 $200\mu g$ 有机硒，癌症死亡率可下降 50%，癌症总发病率可下降 37%。

（1）硒能增强人体的抗氧化功能：硒是构成谷胱甘肽过氧化物酶（GSH-Px）的活性成分，体内缺硒，GSH-Px 的抗氧化作用就会降低，体内自由基就会泛滥，机体器官细胞膜遭到破坏，许多致癌物质乘虚而入，导致癌症发生。

（2）硒能抑制肿瘤血管形成：肿瘤需要依赖自身建立的一套血管系统从人体获取养分，来满足它快速生长的需要，硒能抑制肿瘤血管的形成，从而控制癌细胞繁殖和转移。

（3）硒能选择性地使免疫细胞增加蛋白的合成和 DNA（脱氧核糖核酸）的复制，从而抑制癌细胞的生长、繁殖。

● 10. 硒是如何提高肾小球滤过率，减轻炎症发生的？

肾是一个重要的耗氧器官。患肾病时，肾内慢性缺氧导致肾内产生大量氧自由基，从而导致肾损伤，并最后导致肾小球硬化、肾小管萎缩及肾间质纤维化。这是各种慢性肾病的共同发病机制。硒有高度抗氧化作用，控制氧自由基的破坏作用，保护起过滤作用的生物膜，减少炎症发生。

● 11. 为什么说"硒保护心血管，就是保护肾了"？

心血管事件是导致慢性肾病患者死亡的最重要因素，大部分慢性肾病患者最后都是死于心血管事件。硒能保护血管内皮，显著降低心血管事件的发生。这对改善慢性肾病患者的生活质量有重要作用，即硒保护心血管，同时保护了肾。

总之，作为一种必不可少的元素，硒的重要性在于它在人体中起着多方面的生物学作用：保护细胞免受氧化过程的影响，调节一些前列腺素新陈代谢途径，并降低血浆过氧化物的浓度。这些作用是由谷胱甘肽过氧化物酶（GSH-Px）来进行的。GSH-Px 是一种硒依赖酶，分布于全身组织，参与不同的活动。因此，每个人在日常生活中都应当重视补硒，补硒具有预防各种慢性肾病的功效 [1-2]。

● 12. 尿中硒的含量检查有什么意义？

一般健康的人体内含硒总量为 14 ~ 21mg。肝、胰、肾中含硒较多。我国成年人每日最低补硒量为 30 ~ 50μg。人体硒含量的多少与当地土壤中所含硒量有关。

通常尿液硒检测，正常值为 10 ~ 100μg/L（相当于硒浓度为 0.13 ~ 1.27μmol/L）。高于正常值太多，易导致硒中毒；低于正常值，为缺硒病，如克山病等。但是，尿硒含量受饮水量、食品性质及运动量变化等因素影响，必须综合分析才能说明问题[7]。

13. 含硒的药物有哪些?

目前含硒药物不多，世界上含硒药物的研究主要集中在抗高血压药物、抗炎药物及抗癌药物等方面，如富硒康、硒力口服液、亚硒酸钠片、西维尔（硒酵母片）、奥硒康等[3]。

14. 中医学是如何认识肾功能的?

中医学的"肾"和现代医学谈到的肾的概念大不一样，中医学"肾"的范围要远远超出现代医学所谓肾的范畴。中医学把肾称为"人体先天之本"，所谓"本"的意思指的就是生命之根本。肾有多种功能，它与生命诸多方面都有着直接或间接的关系。

中医学认为肾的主要功能如下[1,8]。

（1）肾藏精：精是构成人体的基本物质，也是人体各种功能活动的物质基础。肾精是人体生长、发育和生殖的基本物质，肾藏精、主生长发育与生殖藏精之说是指肾具有贮藏精气的功能，为人体生命之本。

（2）肾主水：肾具有主持全身水液代谢，调节体内水液代谢平衡的作用。肾也具有排泄废液的功能。

（3）肾主骨生髓：肾藏精，而精能生髓，骨髓贮于骨中以养骨骼，骨的生长、发育、修复都要靠肾精的滋养，所以说"肾主骨"。

（4）肾其华在发：毛发的营养虽然依赖于血，而精与血互相资生，精充则血旺。因此头发的生长与脱落，润泽与枯槁，均与肾的精气盛衰有关。

（5）肾主纳气：肾具有摄纳肺吸入之气而调节呼吸的功能。呼吸虽为肺所主，但肺吸入之气，须下纳于肾，而为一身之用。所以有"肺主呼气，肾主纳气""肺为气之主，肾为气之根"的说法，正常的呼吸是由肺、肾之间配合协调的结果。

（6）肾的排毒作用：身体内的毒素消耗了肾的能量，肾提供的能量减少，于是出现体倦，神疲思睡，四肢无力；肾堆积毒素后，排出多余液体的能力降低，就出现了水肿；肾排毒不足，多余的毒素会造成损害。肾的排毒作用很重要。

中医学的这些论断虽然没有与硒的作用直接联系在一起，但我们认为实际上硒的生化作用相当于"气"的运作，中医现代化研究将逐步包容这些内涵。特别是从硒在人体的分布来看，肾是含硒最丰富的器官之一，硒对这一人体生命之本应该有很大作用。

● 15. 男性肾虚的原因及补肾方法有哪些?

男性肾虚的原因综合分析如下。

（1）竞争残酷，压力过大：现代社会发展快速、不平衡，尤其是男性工作和生活压力太大，心情紧张，久而久之会引起生理失衡而肾虚。

（2）生活无规律：男性吸烟、饮酒、作息无规律，过度劳累，均会损伤肾脏致使肾虚。

（3）污染：环境污染、空气污染、食品污染、核磁辐射、噪声等对人体有害，使肾功能超负荷，时久成疾，导致肾虚。

补肾方法很多，主要通过食补。具有数千年文化传承的中医学养生经验丰富，以下几种食材得到大众认可，为药食两用，含硒量较高，既营养平衡，又有利于弥补肾内硒元素的不足；但因人、因时、因地而异，最好在中医师指导下尝试用之[9-12]。

①灵芝补肾酒

原料：灵芝100g，炙龟甲100g，乌梢蛇50g，熟地黄100g，枸杞子100g，沙苑子100g，玫瑰花20g。装入广口瓶或坛内，低度酒泡过中药2～3cm，定时搅动，半个月后酌加蜂蜜，睡前饮用。

②板栗酒

原料：板栗500g，白酒1500ml。洗净板栗，逐个切口，放入白酒中浸泡，7天后饮用，每次夫妻生活前适量饮用。

③杞灵茶：为壮阳补肾方，是一种简约易掌握、见效快的中药壮阳补肾法，一般服用1个月左右即可收到很好的效果。

原料：峪灵芝3～6g，枸杞子8～10粒，红茶2g。

做法：将三种原料开水闷泡2min左右，即可食用，每日只放1次原料可反复冲泡，直到水无色无味。连续服用7天为1个周期，连续服用7天后，停服7天，即每个月只服2个周期即可，一般坚持使用1个月，肾虚阳痿、疲软不举的现象可得到改善，性生活质量会提升。

④补肾壮阳汤——黄秋葵鲫鱼汤

原料：鲫鱼1条，黄秋葵5个，油少许，盐少许，黄酒少许，姜少许。

功效：黄秋葵祛脂降压，通便，减肥，补肾，壮骨，抑癌抗瘤，为补肾蔬菜王，营养价值很高，用黄秋葵和鲫鱼烧汤营养又滋补。

⑤田鸡粥

原料：白米（富硒胚芽米更佳）150g，田鸡300g，精盐、芫荽、葱、姜、芡粉各适量。

做法：将芫荽洗净，切成末。葱洗净切碎。姜洗净切成片待用。白米淘洗干净，沥干水，用少许盐和生油拌匀腌制。煲洗净置大火上，注入清水 2500g。待煲内水滚沸，下米入煲，待再滚，改用小火继续煲煮，并经常搅动。田鸡去皮去内脏，洗净斩成块，加姜片、精盐、生油、芡粉拌匀腌制待用。白米粥煲 1 个半小时后，放进田鸡块，待再滚沸后，下盐调好味，再略滚片刻即可成，食时加葱花和芫荽末。

功效：补虚强精，退热，益气。

● 16. 具有补硒作用的功能食品有哪些?

补硒的功能食品种类很多，仅湖北恩施就有几百家企业生产的一千多种产品，安徽石台、湖南桃源、陕西紫阳的富硒技术也普遍得到推广，规模化企业不断增加。每年秋天，在世界硒都恩施召开的硒产品博览会上，各种各样的产品琳琅满目，但是质量参差不齐、良莠难分，能够被市场认可的不多。我们认为硒的利用率高、积蓄毒性较小、可长期服用的有以下几种。

Setek 植物活性硒：由中科大硒谷公司近年开发，采用专利转化的富硒技术种植高硒玉米、西兰花等，精细加工而成高硒谷物营养粉（含硒量 $5\mu g/g$ 以上）、高硒西兰花 + 螺旋藻压片糖果（$60\mu g/g$，片剂，每片 1g）等。

硒麦芽：硒麦芽的吸收率和留存率高于亚硒酸钠，也比较安全，属于无毒级，比较适合癌症患者提高免疫力服用，可长期服用，不会过量中毒。硒麦芽产品有硒维康口嚼片、百穗园源硒等。

酵母硒：酵母硒是菌株培育对硒元素的自主吸收和转化，吸收不均，很不稳定，且气味比较大，而且服用后在体内转化率非常低，不能满足补硒人群的硒需求。产品如酵母硒片、硒酵母胶囊等。

海藻硒：由于具有硒与多糖优势互补、化学性质稳定、硒含量高（最高达 125mg/g）等特点，糖尿病患者不宜服用，特别是老年患者，容易引发并发症。产品如海藻硒多糖软胶囊。

简言之，有机硒对人体有如下作用：清除体内自由基，抗衰老；加快损伤心肌的修复，预防和治疗肝病、肾病、哮喘、妊娠高血压等疾病；对铅、镉、汞、砷、铊等重金属有拮抗作用，可减轻上述化学物质对人体的危害；在抗癌方面，能抑制肿瘤扩散；维持白细胞活性，是一种免疫效用增强剂。因此，坚持适量补硒，是维护人体健康、预防疾病、延年益寿的有效办法。

一些食物中硒含量较高，如海产品、食用菌、肉类、禽蛋、西兰花、紫薯、大蒜等。营养学家也提倡通过硒营养强化食物补充有机硒，如富硒灵芝、富硒大米、富硒鸡蛋、富硒蘑菇、富硒茶叶、富硒麦芽、硒酸酯多糖（如卡拉胶）、硒酵母等。亚硒酸钠片每片含亚硒酸钠 1mg，要在医生指导下应用，不能擅自使用，防止误食中毒。

我国科学家对肾病及其防治方法的研究不断获得新进展，如黄辛报道复旦大学基础医学院陆利民课题组发现肾脏纤维化发生新机制，其研究成果发表于《肾脏国际》（*Kidney International*）杂志。他们发现在肾脏纤维化发生、发展过程中，肾脏小管上皮细胞、间质细胞、系膜细胞等多种肾脏固有细胞表型和功能发生了改变，而 TGF 是调控上述改变的重要因子，这个创新成果对肾病防治研究提供了新的线索。

中医药现代化研究发现，黄芪是上等中药材，在长达 2000 多年的历史中，人们将黄芪用作抵抗疾病的良药，一般认为黄芪多糖及黄芪皂苷等为主要活性成分，恩施富硒土壤生长的黄芪含硒量很高而且其多糖可以人工硒化（可以达到 399μg/g 的水平），是黄芪生理活性的重要部分。

　　肾脏是人的生命之本，很多肾病实属慢性病，采取中西医结合的方法进行综合防治更有效。运用现代医疗器械及生化检测诊断，结合中医药辨证论治的药食兼用和服用方剂、经脉针灸理疗等，将会达到治未病的效果；现在已逐步明确硒元素对肾脏的综合作用，通过富硒食物摄入，合理补硒，可以提高整体免疫力，促进身体健康，满足人们对美好生活的需要。

（武济民）

参考文献

1．王一强．肾脏常见病——中医特色疗法［M］．西安：西安交大学出版社，2016：1-35.

2．黄开勋，徐辉碧．硒的化学、生物化学及其在生命科学中的应用（第二版），武汉：华中科技大学出版社，281-304.

3．王福俤．中国生物微量元素研究的现状与展望［J］．生命科学——生物微量元素研究专辑，2012，24（8）：713-730.

4．赵其国，尹雪斌．搭建中国硒方阵 燃起中国硒力量［J］．生物技术进展硒专刊，2017，7（5）：353.

5．李卫东，万海英．恩施州天然硒资源特征及其开发利用研究进展［J］．生物技术进展，2017，7（5）：545-550.

6．袁林喜，张影．硒超级积累植物壶瓶碎米荠的根际微生物特征研究［J］．生物技术进展，2017，7（5）：395-401.

7．李文歌．中老年人肾脏疾病的筛查与防治［J］．健康促进，2009，2：19-20.

8．冷伟．肾病——大国医经典医案诠解［M］．北京：中国医药科技出版社，2016：1-6，14-16，97-176，242-298.

9．胡维勤．五谷养生"磨"方［M］．长春：吉林科学技术出版社，2011：1-3，23-25，46-48，176-193.

10．谢春玲．养肾就是养命根——先天之本，养生之根［M］．南京：江苏科技出版社，2014：101-127.

11. 上海市健康产业发展促进协会. 食疗药膳手册 [M]. 北京：中国劳动社会保障出版社，2011：1-8，64，70.

12. 龚晓钟. 硒化黄芪多糖与硒化葡聚糖的研究——硒化条件选择 [J]. 深圳大学学报，1997，4：68-75.

第十章　硒与心血管病

心脏是生命的发动机。心脏功能发生障碍，不仅影响人的生活质量，还严重威胁人的生命，其死亡率很高。硒与心血管的关系密切。缺硒是动脉粥样硬化的重要发病原因。硒能有效保护心脏，改善心肌功能，维护生命活动的正常运行。世界卫生组织已将硒列入与心血管病有关的元素之一。

1. 什么是心血管病?

心血管病是由心脏冠状动脉粥样硬化引起的心脏病。由于冠状动脉粥样硬化，血管弹性下降，管腔狭窄，造成心脏供血不足，引起心脏功能障碍，冠状动脉粥样硬化导致的管腔狭窄分为四级。

一级：没有明显的狭窄或管腔狭窄 < 25%。

二级：管腔狭窄 25% ~ 50%。

三级：管腔狭窄 > 50%，而没有完全闭塞。

四级：管腔完全闭塞。

冠状动脉性心脏病包括心绞痛，心肌梗死、心猝死。

2. 何为心绞痛?

心绞痛是常见的阻塞性心脏病，是心肌缺氧的结果。90% 是由冠状动脉的一支或者以上的闭塞或大部分狭窄导致，10% 是由高血压或心肌膜病导致 [1,2]。

（1）临床表现

①胸前有紧迫感、严重的疼痛感，有裂开感、烧灼痛。一般持续 1 ~ 15min，大多数为 1 ~ 4min。稳定型心绞痛很少超过 15min，超过 15min 即为急性不稳定型心绞痛。

发病期间患者无特殊的体征，一般不宜动，要保持安静。

②心电图可有 S-T 段低压，P-R 等电线低压。X 线检查无意义。

③心绞痛诱发因素为体力活动增加，情绪兴奋，激动，以及餐食过饱。

（2）鉴别诊断

①抑郁性神经衰弱：为针刺一样痛，多发生在腋下或心尖部，持续时间短，仅数秒钟，痛处常有压痛。

②颈椎病：疼痛部位常有压痛，持续时间长，服硝酸甘油不能缓解。

③胆囊病：胆囊处有压痛，麦菲征阳性，服硝酸甘油不能缓解。

（3）治疗

①治疗目的：缓解症状，改善心脏功能，预防并发症。

②措施：口服硝酸甘油片（一般能缓解症状）、镇静药等。

③改善：合理调节生活习惯，避免诱发因素，戒烟等。

● 3. 心肌梗死是何种疾病？

心肌梗死（简称心梗）是由严重的心肌急性而持久的缺血引起的部分心肌坏死，伴有心功能障碍。

（1）临床表现

①剧烈的胸痛，心律失常，休克。

②心电图和血清酶学改变。

心肌梗死是威胁人类健康和生命的严重疾病。在发达国家是造成社会人口死亡的首先疾病；在发展中国家其发病率也在逐年增加。发病后，经过得力抢救而存活者，也将遗留不同程度不可逆转的心肌损伤。严重心梗可引发猝死，因此，应争分夺秒地对心梗患者进行抢救治疗。

（2）病因

①冠状动脉内血栓形成。

②粥样硬化斑块破裂出血。

③冠状动脉持续性痉挛。

（3）临床表现

①心绞痛：为本病的主要征象。心前区或胸骨后压榨样痛或突然剧烈的痛，可放射至下颌、牙齿、颈部、左侧肩背部及左上肢，甚至累及腹部。个别患者主诉胆囊区剧痛。心绞痛时间可超过半小时，甚至长达数小时或更长。然而心绞痛的严重程度和持续时间的长短，并不能反映心肌梗死的范围大小和病情轻重。尤其是疼痛较轻的老年人，应给予足够重视，必须送医院救治。

②听诊：可能有心音弱，收缩期杂音，病理性第三音，心律失常等。若伴有左心衰竭，心前区可听到奔马律。发病后 2 ～ 5h，可听到心包摩擦音。

③心律失常：是心梗患者急性期死亡的重要原因。入院前死亡的病例中，绝大多数死于严重的心律失常。其中室性心律失常占 60% ～ 100%，突然性心律失常占 10% ～ 20%，缓慢性心律失常和传导阻滞占 10% ～ 20%。

④全身反应：发病时常伴有出冷汗，虚弱无力，头晕目眩，时有恶心呕吐。伴有低血压，皮肤湿冷，面色苍白，叹息性呼吸，心动过速。

⑤心力衰竭：左心室梗死面积达 20%，可出现心力衰竭，其死亡率占 46.6%。

⑥心脏破裂：左心室游离壁破裂为最严重的并发症，约占 90%，抢救存活者少见。其表现为突然剧烈胸痛，气急，面色苍白、迅速出现神志丧失，休克，呼吸骤停。查体可见颈动脉怒张，心音界扩大，心音弱。如能及时确诊，外科手术治疗或能挽救生命。

⑦血清酶学检测

A. 心肌磷酸肌酸激酶（CPK）及其同工酶升高。

B. 谷草转氨酶（GOT）发病后 8 ~ 12h 开始升高，18 ~ 36h 达峰值，3 ~ 5 天恢复正常。

C. 乳酸脱氢酶（CDH）发病后 24 ~ 48h 升高，3 ~ 6 天达峰值，1 ~ 2 周恢复正常。

（4）治疗：吸氧镇静止痛，生活护理。药物可用亚硝酸盐、β 受体阻滞药、钙拮抗药，抗休克与抗心衰，溶栓治疗，预防并发症。

● 4. 心源性猝死是什么病？为何如此可怕？

心源性猝死系一种临床综合征。由原发性心室颤动、心室停搏或心电机械分离导致的心跳突然停止，有效舒缩功能丧失。心源性猝死是严重威胁人类健康和生命的疾病，确实十分可怕。

（1）病因

①冠心病。

②主动脉或其分支损伤出血，如主动脉瘤（包括夹层动脉瘤）破裂。

③风湿性心脏病，主动脉狭窄及闭锁不全。

④大动脉血栓或栓塞。

⑤严重的先天性心脏病。

⑥心肌炎或心肌病。

⑦急性感染性心内膜炎。

根据沈阳军区总医院心血管病研究所分析的 80 个心源性猝死病例的死因：冠状动脉粥样硬化性心脏病最多，占 70%；心肌炎 15%，其他占 15%。

（2）猝死诱因

①有诱因者占 72.1%，以过劳最多；其次为激动。

②无诱因者占 27.9%。

5. 硒能防治心血管病吗？

硒与心血管病关系密切，能有效防治心血管病。芬兰、新西兰是缺硒地区，其冠心病发病率比富硒地区高 7 倍；美国缺硒地区冠心病死亡率比富硒地区高 3 倍。这些证据说明硒对冠心病的重要作用。

我国黑龙江省克山县发生的克山病，就是一起严重的由缺硒引起的心脏病事件。20 世纪 60 年代末，在克山县发生了一种奇怪的心脏病，死亡率高，青少年多发。20 世纪 70 年代初，国家卫生部派出医疗队赴病区进行防治工作，经医疗队专家的流行病学调查和临床医学研究，发现这种奇怪的心脏病是由严重的缺硒引起的，据检测，病区人群每日摄入的硒量均低于 17μg，血硒水平很低，而非病区人群的血硒水平比病区人群的血硒水平高 3 倍。由于严重缺硒，机体内的抗过氧化物酶合成量减少，其活性亦降低，体内的氧自由基日渐积累，首先损伤心肌细胞膜，进一步损伤心肌线粒体，造成心肌舒缩功能障碍，缺血缺氧，使心肌逐渐变性坏死，终至死亡。缺硒引起的克山病作为一种地方病，将在本书第十七章进一步详述。

补硒对心脏有如下作用。

（1）抗氧化、拮抗重金属，减少动脉血管的损伤因素，阻止动脉粥样硬化。

（2）硒在血管内可形成一个硒蛋白的溶栓系统，溶解微小血栓，增加心梗区的血液循环，缩小梗死区，有利于受损心肌的修复。

（3）增加三磷酸腺苷的合成，为受损心肌的修复提供充足的能量。

（4）增强血红蛋白的携氧能力，增加心肌供氧，有力抵抗缺氧损伤。

（5）提高钙离子的摄取率，增加心肌细胞膜的钙离子，从分子水平说明硒对心脏的保护作用。

（6）降低血液黏稠度，减少血栓形成，提高梗死区的血液供给，改善心室的舒缩功能，促进心梗病人康复，预防并发症。

（7）提高心肌细胞的自我修复能力，及时修复受损的心肌细胞。

（8）增强心肌细胞膜、线粒体内质网等细胞器的功能，提高心肌细胞对缺氧的耐受力。同时提高心肌细胞膜的反应性，预防心律失常的发生。

有学者做过这样的动物实验研究，具体分组及做法如下。

（1）缺血组：分两组，各组取 17 个心脏，阻断血流，对心脏只灌注营养液，一组补硒，另一组不补硒，观察30h。

结果：补硒组仅 6 个心脏停跳，而未补硒组心脏全部停跳。

（2）缺氧组：分两组，各组取 14 个心脏，供血但不供氧。一组补硒，另一组不补硒。

结果：补硒组心室搏动时间平均为 150min，而未补硒组心室搏动时间平均为 50min。

（3）缺血缺氧组：分两组，各组取 15 个心脏，断血断氧，一组补硒而另一组不补硒。

结果：补硒组心搏时间平均为 93min，而未补硒组仅为54min。

我国科学家通过研究证实了在自然状态下，硒对心脏缺氧的保护作用：将健康大鼠分为补硒组与未补硒组，从上海市（海拔 5m）空运至兰州市（海拔 1500m）、青海省天峻县（海拔 3416m）和青海省沱沱河兵站（海拔4700m），观察大鼠由近海平面携往高原区后，未补硒组心肌细胞发生了变性坏死及间质水肿等病变，并随着海拔增高而由轻微病变渐加重，但补硒组病变明显较轻，证明了硒对大鼠心肌细胞高原急性缺氧损伤具有保护作用。

（陈日新）

参考文献

1．冀容武．心脑血管急症［M］．北京：人民军医出版社，1997．

2．王散良．心脏病的诊断与治疗［M］．南京：江苏科学技术出版社，1979．

第十一章　硒与脑血管病

> 脑是生命的中枢，一切生命活动都受脑的控制和指挥。脑血管病不仅影响生活质量，其致残率和死亡率都很高。硒与脑组织关系极为密切，脑血管病患者体内的硒含量远低于正常人。缺硒是脑血管病发生的重要原因。补硒能有效改善和保护脑的生物功能。

1. 何为脑血管病？

因血管病引起的脑组织病变称为脑血管病[1]，多由脑动脉粥样硬化引起。脑组织几乎没有氧和葡萄糖的储备，一旦脑部血液供给发生障碍，就会造成脑组织的氧与葡萄糖缺乏，迅速引起脑功能紊乱和脑组织的破坏。一般情况下，脑血液供给停止 6 ~ 8min，脑灰质内无任何氧分子并迅速出现脑电图异常和意识障碍；但血供停止 30min，神经元代谢即严重受损，神经细胞开始死亡，若再过 7 ~ 8min 仍不能恢复血供，神经细胞呈不可逆死亡状态，出现永久性脑损伤。

脑的代谢和氧的消耗量都很高。脑组织的重量约 1400g，占体重的 2% ~ 3%，然而需要的血液供给占心搏出量的 15% ~ 20%，所需要的氧约占全身氧供应量的 20%，对于同样重量的脑组织和骨骼肌，虽然骨骼肌的微血管数多于脑组织（2000mm/mm^3 比 1000mm/mm^3），但脑组织得到的血液量为骨骼肌的 25 倍。脑组织的葡萄糖消耗量 4 ~ 8g/h，即 24h 消耗 115g，若血糖低于 2.22m mol/L，脑的意识就会出现障碍，血氧含量减少 35% ~ 50%，人即出现昏迷。

大脑功能的完整性依靠良好的血液供给来维持，如果脑血液供给减少或中断，就会导致脑神经细胞的缺血性坏死。因此，对急性脑血管病患者应分秒必争进行抢救。

脑血管病主要包括脑出血、脑梗死、脑栓塞。

2. 何谓脑出血？

脑出血是指脑实质出血，约占全部脑卒中的 10%，血肿可局限于脑实质内，亦可破入脑室和蛛网膜下腔，这时做腰椎穿刺可抽出血性脑脊液。

（1）病因

①常见的病因是高血压。脑动脉粥样硬化可破裂致出血。

②脑动脉瘤破裂致脑出血。

③高血压导致小动脉痉挛，远端脑组织因缺血缺氧坏死，形成淤斑性出血，若扩大，即形成脑实质出血。

（2）诱发因素：主要有激动、紧张、剧烈运动，用力过度，咳嗽，饮酒，用力排便等。

（3）病理：脑内血肿，引起脑水肿，颅内压升高。临床上有剧烈头痛、呕吐、意识障碍，血压反而升高，严重者可造成脑疝（颞叶钩回疝、枕大孔疝），脑干下移受压，生命中枢受损，终致死亡。发病年龄多在 40 ～ 70 岁，平均 55 岁，40 岁以上占 90%，男女无性别差异。发病以寒冷季节居多，白天多于晚上，半数以上具有卒中体型（肥胖、肩宽、颈短粗、脸面潮红等）。10% ～ 20% 有既往发病史和遗传病史。

（4）症状

①头痛为首发症状。头晕发生率为 18% ～ 36%。

②呕吐发生率为 21% ～ 50%。

③意识障碍发生率为 85.7%，其中昏迷发生率为 40% ～ 65%。

④血压升高，颅内压升高，脑干缺血致血压代偿性升高。

⑤其他：体温升高，大小便失控，打鼾。

（5）并发症

①脑疝：病后3天内多见瞳孔散大，对光反射消失，对侧偏瘫，颈强直，最后呼吸停止。

②肺炎：肺淤血并发感染，咳嗽痰多，意识障碍加深，肺部有水泡音，可并发感染性休克，危及生命。

③消化道出血：多为应激性溃疡出血，发生率为14.6% ~ 61.8%。

④急性心血管功能不全：主要有血压下降，脉快而弱，心肌劳损等。

（6）预后：据报道，死亡率为20% ~ 40%。

①早期死亡。72h内发生，占76.2%，多死于脑疝。

②后期死亡。在病后1周发生，占10%，多死于并发症，如肺炎、消化道大出血等。

（7）治疗

①患者应绝对卧床休息，避免任何刺激。

②维持水、电解质平衡。

③处理脑水肿（如脱水治疗）预防脑疝，避免早期死亡。

● 3. 脑梗死是一种什么病？

脑梗死是常见的脑血管病，占全部脑卒中的43% ~ 65%，死亡率为15% ~ 25%。由于脑供血障碍，引起脑组织缺血、软化、坏死。

（1）病因

①脑血栓。脑动脉粥样硬化引起动脉内血栓形成，动脉管腔缩小或闭塞致脑梗死。

②长期低血压致脑供血不足，最终引起脑梗死。

③血管炎、血管病等。

（2）检查：脑 CT 和 MRI（脑核磁）诊断脑梗死率各为 61% 和 85%。

（3）治疗

①一般治疗。患者应静卧，少搬动，维持水、电解质平衡。

②防治脑卒中的危险因素，如高血压、高血脂、吸烟、酗酒。

③纤维蛋白溶解治疗。

④抗凝、抗血小板治疗。

⑤自由基清除剂，如维生素 E、维生素 C，胡萝卜素，硒元素。

⑥钙拮抗药。

⑦降低颅内压（脱水治疗）扩张血管。

⑧促进脑代谢的药物（三磷酸腺苷，ATP）治疗。

⑨外科手术治疗，清除脑内血栓。

⑩中医中药治疗，康复治疗。

4. 什么是脑栓塞?

脑栓塞是指脑动脉被身体其他部位的栓子堵塞，引起脑组织的坏死软化，约占脑卒中的 31%。

（1）病因

①心源性：心脏冠状动脉上的斑块脱落形成栓子堵塞脑动脉。

②非心源性：其他部位的动脉内斑块脱落或手术中的脂肪、空气栓子造成脑栓塞。

（2）病理：栓塞来得快而突然，侧支循环来不及建立。栓塞还可引起动脉痉挛，阻塞血管，导致急性动脉压下降，并发血栓形成。感染性栓塞可引起脑脓肿、脑膜炎。

（3）症状

①可有短暂的意识障碍，甚至昏迷。

②少数患者有剧烈头痛、呕吐。

③部分患者可出现偏瘫（某一块儿肌肉瘫痪）、偏盲（某一方面视野缺损）、瞳孔异常（不规则或散大）。眼肌和面部肌肉运动障碍，甚至有共济失调（走路不稳）。

（4）治疗：原则上与脑血栓的治疗相同。

5. 硒怎样保护脑血管？

硒对脑血管有良好的保护作用 [2]。

（1）抗氧化，清除自由基，减轻过氧化物对血管内膜的损伤。改善脑部血液循环。

（2）调节血脂，降低血胆固醇，尤其降低低密度脂蛋白，提高高密度脂蛋白，减轻动脉血管的粥样硬化。逐步恢复血管弹性，改善脑部血液循环。

（3）增加脑组织细胞膜上磷脂的活性，提高脑细胞对缺氧的抵抗力。

（4）提高血红蛋白的携氧能力。增加脑细胞的供氧量，保护脑功能。

（5）形成硒-蛋白溶解酶系统，加强对小血栓（小栓子）的溶解，尤其是对腔隙性脑梗死的溶解效果要好些，促进脑功能的恢复。

（6）增加迷走神经的兴奋性，缓解脑部小动脉的痉挛，改善脑循环。

（7）促进缺氧脑细胞合成反应蛋白，降低脑细胞的耗氧量，提高脑细胞对缺氧的耐受性。为脑血管病的后期治疗争取更多的时间。

（陈日新）

参考文献

1. 王新德，谭铭勋，郭玉璞，等．脑血管疾病［M］．北京：中国科学技术出版社，1993.

2. Rayman M P，Saverio S，Griffin B A，et al．Effect of supplementation with high-selenium yeast on plasma lipids：a randomized trial ［J］．Annals of Internal Medicine，2011，154（10）：656-665.

第十二章　硒与高血压

> 硒通过直接清除氧自由基、构成谷胱甘肽过氧化物酶（GSH-Px）、保护血管内皮细胞、改变血液的流变特性、调控 Ca^{2+} 等机制在高血压防控中发挥作用。常规降压药与有机硒同时服用是高血压患者明智的选择。

● 1. 在我国高血压是影响健康的高发疾病吗?

随着老龄化社会的快速出现，高血压的发病率逐年升高。在我国，高血压已成为严重影响人类健康的慢性病。高血压是遗传因素和环境因素共同作用的临床综合征，也是心脑血管疾病最主要的危险因素。高血压分为原发性和继发性，通常所说的高血压病多指原发性高血压，它是以体循环动脉压升高为主要临床表现的临床综合征。《中国高血压防治指南》（2010 年修订版）中提到，高血压指未使用降压药物的情况下，非同日 3 次测量血压，收缩压 ≥ 140mmHg 和（或）舒张压 ≥ 90mmHg。冠心病和高血压作为 21 世纪最常见的心血管疾病，可单独发病也可联合发病，二者关系密切，相互影响。据调查显示，我国 2018 年高血压患者人数已有 3.3 亿，而 2010 年治疗率还仅为 25%，控制达标率只有 6%[1]。所以说，高血压的高发严重影响了人类的健康。

● 2. 缺硒与高血压高发之间关系密切吗?

缺硒与高血压高发之间有着密切的联系。通过硒元素与健康之间关系的研究发现，补硒对治疗高血压还有独特优势。流行病学调查表明，缺硒区域人群的心脑血管疾病发病率比富硒区域高 3 倍多，美国和日本的高硒地区高血压的发病率比低硒地区明显要低[2]。在非洲等地同样发现当地的缺硒与高血压疾病高发之间存在密切的联系[3]。Salonen 等在芬兰进行了长达 7 年的病例对照研究,也发现当地居民血清低硒水平与极高的心血管疾病死亡率有关[4]。而在我国也有相同的情况,在对缺硒地区高血压发病状况进行 13 年的连续监测后发现,人头发中硒含量在低水平且上下波动的情况下,高血压的发病率持续增高,而且中老年人群体现为高血压患病率高,青壮年人群体现为高血压患病率增长速度快[5]。黎祺等调查也发现,高血压的患病率随硒摄入量的增多而降低[6]。另外,妊娠高血压程度越严重,血硒水平越低;且妊娠高血压病情越重,血硒水平下降也越快,二者呈现显著的正相关[6]。有研究者选择高血压病患者 60 例进行补硒试验,结果发现,经过补硒治疗后高血压患者血清硒水平升高,且谷胱甘肽过氧化物酶(GSH-Px)活力升高。这说明含硒制剂可通过提高高血压患者血清硒水平,进而改善高血压患者不同程度的脂质过氧化物水平紊乱状况,这有助于高血压的防治。硒与高血压之间关系密切,硒元素具有改善血压或辅助降压的功能,这些观念已逐步得到社会的广泛认可[7]。

3. 硒防治高血压的主要机制是什么?

作为一种重要的食物源抗氧化剂,硒元素在体内是以多种含硒功能蛋白的形式存在,研究最多的是有较强抗氧化作用的谷胱甘肽过氧化物酶(GSH-Px)。而氧化损伤恰恰是高血压的发病基础之一,研究表明,高血压患者体内易产生更多氧自由基(有害物质沉积增多),且抗氧化系统也易受损,从而产生氧化应激损伤,造成高血压。硒能够直接清除氧自由基,且体内主要含硒功能蛋白具有较强的抗氧化作用,能够使体内的脂质过氧化物变成无毒羟化物，从而保护细胞膜及组织免受损伤，维持细胞正常功能，进而改善机体代谢紊乱[8]，使高血压得以控制。

硒元素防治高血压作用机制可以归纳为以下几个方面。

（1）硒对脂质过氧化物的消除作用：脂质过氧化物及自由基生成过多或其清除酶活性降低，均会造成生物膜系统损伤。硒除了本身有直接清除氧自由基作用外，它在人体内形成的谷胱甘肽过氧化物酶还可分解过氧化氢并相对专一性地发挥抗脂质过氧化作用，维持血管细胞的正常功能，控制高血压。

（2）硒调控 Ca^{2+} 的作用：高血压患者细胞内 Ca^{2+} 浓度增高，硒可以提高细胞膜 Na^+-K^+-ATP 酶和 Ca^{2+}-Mg^{2+}-ATP 酶的活性，排出细胞内过剩的 Ca^{2+} 和 Na^+，降低细胞内 Ca^{2+}、Na^+ 的水平，降低对血管收缩物质的敏感性，从而降低血压[8]。

（3）硒对血管内皮细胞的作用：高血压患者普遍伴有血管内皮细胞功能损伤，体外试验表明，补硒在控制血管收缩、保护血管内皮细胞免受损伤中起着非常重要的作用[9]。

（4）硒可改变血液的流变特性：血浆黏度升高及红细胞变形能力降低是高血压患者所表现出来的血液流变学主要特性，该变化是导致血压升高的直接原因。随着病情进展，血液黏度进一步增高会使血压进一步升高；另一方面，高血压损害血管结构功能会使血浆外漏、血液浓缩，又将引起血液黏度更进一步升高。在低硒和低维生素 E 喂养的大鼠中发现红细胞压积升高，红细胞聚集性增强，而在补充适量的硒和维生素 E 后发现该现象可得到明显纠正。在克山病患者血液流变学研究中也发现，对克山病患者补硒和维生素 E 能使其红细胞聚集性降低，使红细胞变形能力趋于正常[10-11]。

● 4. 脑卒中后降压治疗有何益处?

中国人中多见高血压合并脑血管病患者；脑血管病包括脑卒中和短暂性脑缺血发作（TIA）。有研究提示，血压水平与脑卒中再发有关。脑卒中患者中，高血压占 50% ~ 60%。脑卒中复发率为 4%，控制高血压是脑卒中二级预防的关键。国际多中心临床试验研究曾入选有明确脑卒中或 TIA 史的患者 6105 例，其中 1520 例患者是中国人。随机用培哚普利（或加吲达帕胺）或安慰剂，治疗 4 年，结果使脑卒中发生危险减少 28%（$P < 0.01$），总血管事件发生减少 26%。

既然脑卒中患者降压治疗是二级预防的关键，在降压治疗中加用有机硒也应该观察与培哚普利联用的益处，还应关注有机硒对脑卒中或 TIA 患者除协同降压以外的益处。目前这一作用正在观察中。

● 5. 脑卒中在我国的流行情况有何变化?

我国人群流行病学调查表明[12]，脑卒中也是威胁我国人民健康的重大疾病。有研究提示，脑卒中发病率约 250 人 /10 万人，而冠心病发病率约为 50 人 /10 万人。脑卒中发病率是冠心病的 5 倍，随着高血压患病人数的增加，且高血压控制率较低的情况下，脑卒中患病人数在增加。我国每年新发脑卒中患者 200 万人，存活脑卒中患者累计 700 万人。脑卒中占我国人口总死亡人数的第二位。

因此，我国心血管病防治的重点是预防脑卒中。脑卒中的主要威胁因素是高血压，积极防控高血压是预防脑卒中的重要措施。

在降压治疗中，加用有机硒除了可以协同降压药物稳定地降低血压外，是否对脑血管病的防治有益处尚在研究中。

● 6. 60岁以上老年高血压患者服用有机硒有益处吗?

我们随机抽取112例60岁以上高血压患者[13]，所有病例均服用经典降压药物，血压控制在140/90mmHg以下。血压仍在120/80mmHg以上者，均加服有机硒，每日50 ~ 300μg，平均每日120μg。连续服用6 ~ 46个月，服用有机硒时间平均为22.7个月。

结果显示，在服用原有降压药物种类和剂量均不变的情况下，加服上述剂量的硒后，用同一血压计（绝大多数是上臂电子血压计）在家中自行测量时，血压无明显变化者为89.3%（100例）；血压进一步下降，但不低于130/80mmHg者为6.3%（7例）；轻微波动者2例，自行停用有机硒者3例。

需要说明的是，以上结果缺少控制组等对比观察数据。但至少能提示我们服有机硒可以与降压药物协同作用，对控制血压波动性或血压变异性有益。

● 7. 服用有机硒后，能停用降压药吗?

有些高血压患者服用常规降压药后，血压已经控制在基本正常水平，为巩固效果又加服有机硒一段时间，之后在长期服用降压药与有机硒合力作用下血压达到正常水平。此时，是否可以停用降压药呢?

高血压专科医师强调，虽然高血压患者服用降压药后血压得到控制，但仍然必须继续服用维持量的降压药，否则停药数日、数月甚至数年后，血压还会升高甚至到达更高水平。一些患者停用降压药后仅服用有机硒，代替降压药将血压控制在正常水平，应该考虑到原因可能是原来服用降压药的效果可以持续一段时间，而非只服用有机硒所致。因此，高血压患者不能轻易停用降压药，必须持续服用。

降压药继续与有机硒合并使用，目的是观察服用二者后能否使血压的波动性因合用有机硒而得到改善或控制，这也是有机硒难能可贵的协同治疗作用。预计这种作用在服用有机硒相当一段时间后方能显现。

8. 已经服用常规降压药物后血压控制在正常水平，再加用有机硒能起到什么作用？

长期服用有机硒后，可以影响血管结构的改变，而高血压是血管结构及功能改变造成的结果。虽然硒在机体内存量有限，但它是很多重要酶的组成部分。理论上分析，如果长期服用有机硒能够影响血管的弹性或者收缩舒张功能，而使血管随之发生有益的变化。这需要我们密切观察长期服用有机硒的高血压患者的临床表现。这里提到的"长期"，绝非服用有机硒 1 ~ 2 年就能出现变化，依常规推算至少需要 5 年。因此，服用有机硒的患者和观察服用有机硒患者的服务人员需要共同坚持。相信只要坚持科学补硒，并耐心观察记录，终究会出现有益结果。

9. 有机硒与常规降压药同时服用，能否进一步使血压下降或减少服用常规降压药可能出现的不良反应？

有机硒与常规降压药同时服用是正确的选择。服用常规降压药的高血压患者加用硒后，血压可能进一步降低，但如果就此停服常规降压药，只单纯服用有机硒，可能会导致血压又增高，因而采取常规降压药与有机硒共同服用的办法来控制血压是明智的选择。

其实二者合并使用，会使服用常规降压药期间血压有时忽低忽高的现象大为好转，也是有机硒对常规降压药的一种协同降压作用，也就是医学术语中所说的血压波动性大大减少。我们不能指望患者依靠单独服用有机硒降压，但如果与常规降压药同服，会起到协同降压的作用。也就是有的患者反映的，二者同用血压更平稳，或二者同用可以更好地控制高血压。这也是有机硒在控制高血压方面的一大好处，一大贡献。

● 10. 常规降压药与有机硒合并服用，多大剂量为宜？

服用常规降压药已使血压控制在 140/90mmHg 以下，若欲加用有机硒，以使血压更趋平稳，服用硒的剂量宜为每日 150μg，或平均每日 100 ~ 200μg 即可，可以分次服用。

（葛　洪　杨　铭）

参考文献

1. 王冬梅. 高血压病的危害及预防 [J]. 中国社区医师，2010，(25)：24.

2. 吴桂刚，徐国莉，赵黎明，等. 微量元素硒与心脑血管疾病的相关性分析 [J]. 中国医疗前沿，2007，21 (2)：91-92.

3. Babalola O.O., Anetor J., Iand Adeniyi F.A.A. Low blood selenium：A probable factor in essential hyper tension [J]. African Journal of Biotechnology，2007，6 (14)：1697-1702.

4. Salomen J T. Association between cardiovascular death and myocardial in farction and serum selenium in a matched psir longitudinal study [J]. Lancet，1982，(24)：175.

5. 张永瑞，格鹏飞，柏淑英，等. 贫硒地区一自然村居民高血压与硒水平关系动态观察 [J]. 中国初级卫生保健，2009，23 (7)：61-63.

6. 黎祺，魏捷，吴欣锐，等. 中老年人膳食硒与高血压关系的横断面研究 [J]. 中华疾病控制杂志，2017，21 (3)：219-222.

7. 彭宁，张彦，张海波. 硒与高血压防治 [J]. 食品与发酵科技，2012，48 (5)：27-29.

8. 王斌，王盼. 微量元素硒的功能与心血管疾病的研究进展 [J]. 国外医学·医学地理分册，2013，34（1）：20-22.

9．铁梅，刘丽，庄晓虹，等．硒蛋白和过氧化氢酶清除羟自由基作用的研究［J］．食品研究与开发，2017，17（38）：6-10.

10．张晶晶，杨瑞，宋魏，等．补硒对高血压病患者血清硒与镉及抗氧化功能的影响［J］．中国地方病防治杂志，2016，31（12）：1413.

11．时盼盼，王芙蓉．微量元素硒与高血压、冠心病相关性研究进展．社区医学杂志，2018，16（1）：77-79.

12．中国高血压防治指南修订委员会．中国高血压防治指南（2010年修订版）［S］．北京：人民卫生出版社，2012.

13．袁丽君，袁林喜，尹雪斌，等．硒的生理功能、摄入现状与对策研究进展［J］．生物技术进展，2016，6（6）：396-405.

第十三章　硒与病毒性疾病

一、硒与病毒性肝病

肝脏是机体内最大的实质性脏器，是体内唯一的大化工厂，机体内的许多重要物质如蛋白质、酶、胆固醇等都在肝内合成，许多物质的解毒也在肝内进行。肝脏的生理功能对生命活动起着十分重要的作用，肝脏功能若发生障碍，必将影响全身生理活动的顺利进行。常见而多发的肝病主要是炎症，包括病毒性肝炎和非病毒性肝炎，又以病毒性肝炎为常见多发。硒能有效抗击病毒，保护肝功能。

◦ 1. 病毒性肝炎分几型？其危害有多大？

病毒性肝炎分为甲乙丙丁戊五型，平时多见的是甲乙丙三型[1]。

（1）甲型病毒性肝炎：病毒性肝炎是主要通过粪便 - 口腔传染的自限性急性肠道传染病。甲型肝炎病毒（HAV）属于微小的 RNA（核糖核酸）病毒，对外界抵抗力强，耐酸碱，能耐受 60℃至少 30min，室温下可存活 1 周，25℃干粪便中能存活 3 天。紫外线加热 85℃或甲醛（8%，25℃）均经过 1min 可将其杀灭。碘（3mg/L）或氯（游离氯浓度 2 ~ 2.5mg/L）均经 5min 可将其灭活。急性感染可引发肝细胞大量坏死，感染 HAV 后可获得终身免疫。

（2）乙型病毒性肝炎：乙型肝炎病毒（HBV）属于嗜肝 DNA（脱氧核糖核酸）病毒，多存在于血液、体液（特别是组织液、精液、月经）中，可经饮食传染、母婴传染。感染后，潜伏期长，可达数年至数十年。发病后，肝细胞有明显的坏死性炎症，若治疗不及时、彻底，可转为慢性或迁延性，可致肝硬化，最终可能导致肝癌。检测甲胎蛋白（AFP）是筛选和早期诊断肝癌的常规方法。

（3）丙型病毒性肝炎：丙型肝炎病毒（HCV）主要通过血液传染，部分患者急性期可痊愈，但转为慢性的比例相当高，进一步发展可致肝硬化，最终可导致肝癌。目前治疗丙肝的标准用药方案是：聚乙二醇化干扰素（PEC-IFV）联合利巴韦林。

● 2. 肝炎能预防吗？

肝炎是可以预防的，关键是切断其传播途径，早期诊断，及时、彻底治疗[1-3]。

（1）注意饮食卫生，饭前便后一定要用流动水洗手。

（2）不食用被粪便污染的食物及蔬果。

（3）不接触患者的血液、体液和分泌物、排泄物。

（4）医院要严格掌握输液、输血规则，严防医源性感染等。

（5）一经发病，要早期确诊，彻底治疗，不留后患，防止发展成肝硬化甚至肝癌，危及生命。

● 3. 硒怎么保护肝脏呢？

病毒可使人体产生大量自由基，造成一系列恶性反应，而硒具有强大的消除自由基的作用，可降低病毒的感染力，从而发挥保护肝脏的作用。肝是人体中含硒量极丰富的器官之一；肝病患者病情越严重，血液中的硒浓度越低；硒是与病毒感染有直接关系的重要微量元素。也可以说，肝脏是人体内最大的硒库，体内缺硒人群的肝脏发病率是体内硒水平正常人群的 202 倍。科学补硒对有 1.2 亿肝病患者的中国来说意义重大。

硒保护肝脏的作用主要有以下几个方面。

（1）增强肝细胞的抗病毒能力，病毒袭来时不易感，不发病，保护肝细胞。

（2）增强肝细胞的自我修复能力，对炎症损伤及时修复，控制炎症发展。

（3）同直接作用于病毒，而不仅是通过刺激免疫系统等机制来抑制病毒复制。

（4）增强免疫力，增加抗体合成，中和毒素，灭活病毒，提高免疫细胞的吞噬能力。

二、硒与病毒性感冒

感冒是由病毒引起的常见而多发的传染病，一般不引起人们的重视。若高热引发严重的并发症或导致原有的疾病复发，或可危及生命。硒是唯一与病毒感染有一些直接关系的营养素，能有效抵抗病毒。

1. 感冒是什么病？

感冒多是由病毒引起的常见而多发的呼吸道传染病。临床症状表现为体温升高至约38℃，伴有头痛，全身肌肉酸痛，四肢乏力，食欲减退。一般对症治疗即可，也可到医院输液，口服解热止痛药，经 3 ~ 5 天可痊愈。

2. 感冒真的不可怕吗？

一般中青年体质好，容易对感冒不重视，但对于老年人来说则应该十分重视，有如下原因。

（1）感冒时免疫力下降，可引起原有的慢性病如心脑

血管病复发，轻者影响生活质量，重者可危及生命（感冒
＋原发病→危及生命）。

（2）感冒高热可引发严重的急性病，如急性心肌炎、
急性病毒性脑炎、脑膜炎等，都可危及生命（感冒＋急性
病→危及生命）。

由上可见，感冒是小病而不是小事，一定要重视，及
时治疗，控制病情，预防并发症。

● 3. 硒能抵御感冒吗?

硒有抵御感冒的能力，作用如下。

（1）硒能提高机体细胞抗病毒的能力，在感冒流行季
节，体内富硒者常可不发病。

（2）硒直接作用于感冒病毒，强力抑制感冒病毒的复制。

（3）增强免疫力，提高抗体的合成能力及其活性，对抗
毒素，增强免疫细胞的吞噬能力。

（陈日新）

三、硒与 HIV-1 及其他病毒感染的关系初探

艾滋病病毒感染者基础硒水平往往较低，而血液中
硒浓度的降低将会使艾滋病患者的心肌病和死亡风险增
加。由于硒的抗氧化功能，人体在处于最佳血浆硒浓度
时对病毒的免疫力也相应提高。

● 1. 艾滋病是一种什么样的病?

艾滋病又称获得性免疫缺陷综合征（acquired

immunodeficiency syndrome，AIDS），是由人类免疫缺陷病毒（human immunodeficiency virus，HIV）感染引起的、人类有史以来最为危险的传染病之一。HIV 分为两型：HIV-1型和 HIV-2 型，它们是病毒的两个亚型。世界上绝大部分流行的人类免疫缺陷病毒株是 HIV-1 型，在中国，绝大多数的感染也是 HIV-1 型感染。自美国流行病学家 1981 年 6月首次对此疾病做医学描述以来，艾滋病在全球范围内广泛传播，且发病人数呈逐年上升的趋势。根据联合国艾滋病规划署 2014 年报告，截至 2013 年底，全球艾滋病病毒感染者和艾滋病病人共有 3500 多万，平均每天新增 6000人感染，其死亡率和致残率都很高。每年的 12 月 1 日已定为世界艾滋病日。

我国自 1985 年 6 月报告第一例患者以来，艾滋病流行势态日趋严峻。截至 2015 年，中国已近 50 万人感染艾滋病。从绝对数来说，我国是世界上艾滋病感染人数比较多的国家之一。

HIV-1 于 1983 年从患者淋巴结中分离得到，属反转录病毒，能破坏人类免疫系统并且削弱其免疫功能，从而摧毁人体抵抗感染的能力。HIV-1 具有复杂的生命周期，主要包括以下几个环节：①病毒的吸附与进入；②反转录与整合；③基因的合成与表达；④病毒的装配、出芽和成熟。而且，HIV-1 在人体淋巴结内能以每天产生 10 亿 ~ 100 亿个病毒的速度进行复制。艾滋病的潜伏期也很长，有的几个月，有的甚至长达十年。在发病期，一般会长期发热，体重减轻，并有持久性腹泻、乏力、厌食、智力减退、反应迟钝等。由于艾滋病患者免疫系统缺损，易发生常见的机会性感染，如结核、乙型肝炎、口腔与咽部霉菌感染等。艾滋病患者也常并发恶性肿瘤如卡波济肉瘤、淋巴瘤、肝癌、肾癌等，晚期会出现严重的全身器官衰竭，走向死亡。

2. 艾滋病能治吗?

艾滋病的治疗一直是一个困扰着全世界顶级科学家的重要难题。目前被批准用于艾滋病临床治疗的药物主要有HIV-1 反转录酶抑制药、HIV-1 蛋白酶抑制药、HIV-1 进入融合抑制药以及 HIV-1 整合酶抑制药四类。迄今为止,已有 22 种抗 HIV-1 药物及 5 种由这些药物组成的复方制剂被美国 FDA 批准用于临床治疗,这些药物可以在一定程度上延缓患者病情的恶化,但因 HIV-1 的快速变异性和长期潜伏的特点,应用单一药物并不能彻底清除患者体内的病毒,大部分患者一直生活在与病毒共存的状态中。长期用药患者易产生耐药性,而且一旦停止用药,患者体内病毒水平很快又恢复到甚至超过用药前的水平。同时,这些药物在杀伤病毒的同时,也破坏了身体内正常的生理功能,使患者产生很大的药物反应。目前,艾滋病在全世界范围内仍是疾病防治的重点。2018 年 7 月,我国自主研发的抗艾滋病新药艾博韦泰长效注射剂已获国家药品监督管理局批准上市。这也是我国首个抗艾滋病的长效融合抑制药。

3. 艾滋病病毒（HIV-1）感染者基础硒水平如何?

艾滋病病毒感染者的基础硒水平往往较低,可能是因为硒摄入量不足,也不排除由过度腹泻和吸收不良所致。2001 年,美国科学家 Beck 等 [4] 研究发现,相对正常人群而言,缺硒人群更易于被病毒感染。而且,对于孕妇 [5],低硒可能增加艾滋病病毒传染给后代和后代早夭的风险;血液中硒浓度的降低也会使艾滋病患者患心肌病和死亡的风险增加;硒的缺乏（血清或者血液硒 ≤ 85μg/L）与HIV-1 感染患者生存率密切相关 [4]。充足的硒含量可以保护机体免受病毒感染。

4. 硒能降低 HIV-1 的感染风险吗?

美国通过对 HIV-1 阳性成年吸毒者进行补硒（每日 200μg）的研究发现，吸毒者病情有所改善，HIV-1 患者入院率显著降低。另一项研究表明，即使对 HIV-1 感染者减少了抗反转录病毒治疗，他们中的高血清硒含量者一般都具有较低的病毒承载量[6]（即感染相对不严重）。补硒能够抑制 HIV-1 病毒载量的增加[8]。众所周知，一些非洲国家艾滋病感染率偏高，而西非国家塞内加尔，由于是处于富硒地带，长期摄入富硒农作物，艾滋病感染率仅为 1% 左右，远远低于其他非洲国家。

5. 硒抑制 HIV-1 的可能机制是什么?

大量人和动物模型实验证实，艾滋病病毒具有强力诱导氧化应激活化和损伤细胞 DNA 的特点，而硒蛋白的抗氧化功能在免疫反应中发挥重要的调节作用[9]。研究发现，硒蛋白基因敲除小鼠对病毒的清除能力显著下降，而病毒滴度增加，与野生型对照相比，硒蛋白基因敲除小鼠在病毒感染时的存活率显著降低[10]。这对硒如何抑制病毒的机制分析提供了思路。目前，已经发现硒修饰的核苷作为抗病毒药物，与一些不含硒化合物的抗氧化补充剂相比具有更明显的优势[11]。

6. 硒水平与其他病毒感染的关系怎样?

在英国进行的一项研究发现，具有相对低的基础硒水平的成年人补硒（以亚硒酸钠形式每日补硒 50 ~ 100μg）后，比服用安慰剂的对照组成年人能更快地清除活的减毒脊髓灰质炎病毒[12]。

从硒对人体免疫系统的重要性考虑出发，进一步推测大骨节病和克山病的发生原因，更确信是由于极度缺硒，导致人体免疫机能高度下降。在缺硒地理条件下，缺硒人群对病毒的免疫力相应更低，更容易被病毒感染。比如被尖孢镰刀菌和微小病毒 B19 感染 导致大骨节病[13]；被柯萨奇病毒、埃可病毒等嗜心肌病毒感染导致克山病[14]。而这两种地方病均通过补硒治愈，亦说明硒是与病毒感染有直接关系的营养素，能有效抵抗病毒。

（杨　铭　韩　峰）

参考文献

1．王宇明．肝病防治新认识［M］．北京：人民卫生出版社，2016，13：19-40．

2．李菲菲．临床肝病诊治精要［M］．天津：天津科学技术出版社，2017：2-75．

3．齐国海，付涛．慢性肝炎［M］．北京：中国医药科技出版社，2016：2-8．

4．Rayman M P．The importance of selenium to human health［J］．Lancet，2000，356（9225）：233-241．

5．Twagirumukiza M，Nkeramihigo E，Seminega B，et al．Prevalence of dilated cardiomyopathy in HIV-infected African patients not receiving HAART：a multicenter，observational，prospective，cohort study in Rwanda［J］．Curr．HIV Res，2007，5（1）：129-137．

6．Burbano X，Miguez-Burbano MJ，McCollister K，et al．Impact of a selenium chemoprevention clinical trial on hospital admissions of HIV-infected participants［J］．HIV Clin Trials，2002，3：483-491．

7．Shor-Posner G，Miguez M J，Pineda L M，et al．Impact of selenium status on the pathogenesis of mycobacterial disease in HIV-1-infected drug users during the era of highly active antiretroviral therapy［J］．J Acquir Immune Defic Syndr，2002，29：169-173．

8．Kupka R，Garland M，Msamanga G，et al．Selenium status，pregnancy outcomes，and mother-to-child transmission of HIV1［J］．J．Acquir．Immune Deficiency Syndr，2005，39（2）：203-210．

9. Hoffmann P R, Berry M J. The influence of selenium on immune responses [J]. Mol. Nutr. Food Res, 2008, 52 (11): 1273-1280.

10. Verma S, Hoffmann FW, Kumar M h, et al. Selenoprotein K Knockout Mice Exhibit Deficient Calcium Flux in Immune Cells and Impaired Immune Responses [J]. J Immunol, 2011, 186: 2127-2137.

11. Sanmartin C, Plano D, Font M, et al. Selenium and clinical trials: new therapeutic evidence for multiple diseases [J]. Curr. Med. Chem, 2011, 18 (30): 4635-4650.

12. Broome C S, McArdle F, Kyle J A, et al. An increase in selenium intake improves immune function and poliovirus handling in adults with marginal selenium status [J]. American Journal of Clinical Nutrition, 2004, 80 (1): 154-162.

13. 王治伦, 熊咏民, 陈静宏, 等. 大骨节病病情与硒和人微小病毒B19 之间的关系研究 [J]. 中国地方病学杂志, 2003, 22 (Z1): 16-19.

14. 李广生, 井玲. 病毒感染与克山病 [J]. 中国地方病学杂志, 1997, 16 (3): 167-170.

第十四章　硒与阿尔茨海默病

> 阿尔茨海默病（AD）是一种常见的老年痴呆症，由于缺乏早期确诊方法和治愈药物，AD 防治已成为全球关注的热点。人体基础硒水平与老年痴呆密切相关。补硒干预早期认知功能减退已有成功经验。随着富硒化合物抗阿尔茨海默病的机制研究的深入，微量元素硒已显露出改善和缓解 AD 的潜能。

1. 阿尔茨海默病是一种什么样的疾病？

阿尔茨海默病（Alzheimer disease，AD）是一种与年龄密切相关的神经退行性疾病，以进行性记忆减退和认知功能损害为主要临床特征，俗称"老年痴呆"，各类痴呆症中有 50% ~ 70% 属于此类型。20 世纪初，德国著名的神经精神学家 Alois Alzheimer（1864—1915）发表论文"大脑皮质特异性疾病研究"，最先报告了该疾病的主要病理特征。为纪念他的功绩，后人将该病命名为阿尔茨海默病。AD 在临床上分为早发型 AD（< 65 岁）（也称为家族型 AD），和晚发型或散发型 AD（> 65 岁）。有人认为定名"痴呆"会对患者造成心理压力，引起社会歧视，建议更名，故在中国香港和中国台湾常称之为"失智症"或"认知症"[1]。

2. 为什么说 AD 防治是全球关注的热点？

根据国际阿尔茨海默病协会（Alzheimer's Disease International，ADI）2015 年发布的数据显示，目前世界上 AD 患者约有 4 600 万，且以每 20 年翻一倍的速度增加，预计到 2030 年达到 7 470 万，到 2050 年将达到 1.3 亿。该疾病给全球带来极大的经济负担，据估计，2015 年造成的全球经济损失约为 8180 亿美元，2018 年将升至万亿元 [2]。全球有 58% 的 AD 患者生活在中低收入国家。我国 AD 患者人数居世界第一，已达 800 万。在 65 岁以上人群中，AD 的发病率为 7% ~ 10%，而在 80 岁以上人群中，发病率高达 40% 以上。随着人类寿命的延长和老龄化日益突显，AD 已经成为继心脏病、癌症和脑血管疾病之后危及老年人生命的第四大病因，严重影响着老年人的生活质量，并造成沉重的医疗负担和严重的社会问题 [3]。因此，AD 防治已成为全球关注的热点。

● 3. 为什么要开展微量元素硒与 AD 关系的研究？

AD 的病理标志通常认为是细胞外 β- 淀粉样蛋白（amyloid β-protein，Aβ）沉积形成的老年斑，以及细胞内 tau 蛋白异常磷酸化引起的神经元纤维缠结、突触功能异常以及神经元死亡等。目前，AD 确切的发病机制尚不太清楚。尽管在转基因动物中可以培育出上述数种神经退行性病变模型，但并没有显示出典型表型特征，在这些动物模型中成功的治疗方式用于人类 AD 的治疗，相关性并不理想 [4]。临床上常用的胆碱酯酶抑制药、脑血管扩张药、情绪调节药物等只能在一定程度上减轻疾病的症状，无法从根本上逆转疾病进程。此外，迄今尚无有效的 AD 早期诊断工具，大多数患者在确诊时已失去干预的最佳时机。最新研究提示，AD 的致病过程应该是一个多因素、多机制、渐进性的复杂过程，其发生与多种基因的突变和遗传相关联。AD 不仅是脑本身的疾病，更可能是一个涉及全身多个器官组织的系统性疾病 [5]。通过干预 9 项可控的全身因素如高血压、糖尿病等，或许可预防全球约三分之一的 AD 病例 [6]。另外，AD 患者常伴有营养状态异常，有研究提示营养不良与 AD 患者认知功能减退存在密切联系，二者可能互为因果 [7]。

鉴于缺硒与多种疾病有关，探究营养元素硒与 AD 的关系日益彰显其重要价值。

● 4. 人体基础硒水平与 AD 相关吗?

认知能力低下是 AD 患者的典型特征。2003—2005 年，一项由美国国立卫生研究院（National Institutes of Health，NIH）基金资助、中国疾病预防控制中心等单位合作完成的环境流行病学研究，对中国四川和山东两省四县市的 2000 名 65 岁及以上老年人群的硒水平和认知能力进行了调查，调查内容包括认知能力、载脂蛋白 E 基因分型、每日硒摄入量、血液和指甲中的硒含量等，结果显示基础硒水平低的老年人具有显著较低的认知能力，二者之间呈明显的正相关。考虑到以往报道中指出低硒水平与冠心病及癌症危险性相关，为了排除受试者的疾病干扰因素，在该研究中，去除了有心脏病、脑卒中和癌症病史的志愿者，统计分析显示，硒水平和认知能力的正相关性未改变。由于受试的老年人群终身居住在相同的乡镇和村庄，因此，这两个省偏远农村老年人群稳定的硒暴露水平研究支持了终身低硒水平与低认知能力相关的假设 [8]。在这之前，法国也有类似的报道：对 1166 名年龄为 60 ~ 70 岁的老人进行血管老化流行病学群体研究的同时，发现血液硒一直处于低水平的老年人，4 年后认知能力降低的风险显著增加，9 年后进一步增加 [9]。对于已确诊 AD 的患者，南昌大学江西医学院的熊丽萍等研究发现，52 例 AD 患者的平均血硒水平显著低于 70 例正常对照组的血硒水平 [10]。土耳其的 Vural H 等也进行了同类型实验，并做了更深入的研究，发现 AD 患者红细胞中的谷胱甘肽过氧化酶、超氧化物歧化酶和过氧化氢酶水平均显著低于正常对照组 [11]。

5. 补硒能改善和缓解 AD 吗?

由于研发有效治疗 AD 新药的艰巨性,且 AD 患者一般在症状出现前 10 多年脑内已发生病变,故寻找毒性低、能长期服用、可作为早期干预及延缓 AD 多种病因的营养补充剂就受到了重视,富硒营养元素成为其中的热点。1994—2002 年,法国巴黎大学的 Kesse-Guyot E 等对 4447 名 45 ~ 60 岁的志愿者进行了一项持续 8 年的双盲、有安慰剂对照的随机干预试验。每天摄入含硒 100μg 的抗氧化剂实验组成员经四项神经生理测试,其短暂记忆和执行功能评分显著高于对照组 [12]。2015 年,澳大利亚的 Cardoso BR 等对平均年龄 77.7 岁(±5.3)的 31 名轻度认知缺损患者进行了一项随机、对照干预试验,结果显示,补硒组每天摄食一个巴西坚果(含硒约 288μg),6 个月后,血硒水平和红细胞的谷胱甘肽过氧化酶活性较对照组显著提高,语言表达、积木建筑等认知能力显著改善 [13]。目前,补硒成功干预早期 AD 患者的报道还不多。总的说来,动物实验结果相对较一致,而人群实验结果则不尽相同。其原因可能是实验用大鼠模型基因品系一致、生活方式简单,实验结果易于统计。而人群实验所涉及的受试者基因、饮食和生活习惯等都存在个体差异,并受到多种因素影响。此外,人群实验中所摄取硒的形态、检测部位、AD 检测指标等不同,也直接影响到实验结果的一致性 [14]。

6. 富硒化合物抗 AD 的机制研究目前处在何种状态?

有关 AD 的细胞和动物模型实验表明,硒和硒蛋白与 Aβ 的产生和脂质过氧化密切相关,硒蛋白针对 Aβ 的作用机制已有较多报道 [15]。近年来,研究重点转向富硒化合物以 tau 蛋白为靶标的治疗策略探究。Corcoran NM 等对 8 种含硒化合物(硒酸钠、硒代胱胺二氢氯化合物、亚硒酸、亚硒酸钠、二氧化硒、硒代胱氨酸、硒代蛋氨酸、硒甲基硒代半胱氨酸氢氯化物）与硫酸钠作为对照的研究表明，硒酸钠能非常特异地、极其显著地提高蛋白磷酸酯酶2A（PP2A）的活性，降低海马区 tau 过度磷酸化和完全消除神经纤维缠结，能获得较好的空间学习和记忆能力，防止神经退化。此外，硒酸钠浓度即使高至 100 μmol/L，依然对海马区神经细胞无毒性。由于硒酸钠能减少多种 AD 小鼠模型中的 tau 蛋白的病理特征，因此它有望发展成以 tau 为靶点治疗 AD 的药物[16]。同样，由澳大利亚 Velacor Therapeutics Pty Ltd 公司开发了一款含硒 PP2A 刺激剂，已经 FDA 批准正在进行 II 期临床试验。研究表明，AD 小鼠脑内会随月龄增长逐渐出现金属离子（Fe^{++}、Cu^{++}、Zn^{++}）的富集，口服含硒 PP2A 刺激剂的小鼠脑内此富集作用得到了明显缓解。

　　深圳大学的 Zhang ZH 等使用市售药品硒酵母（富含硒代蛋氨酸）给三种转基因 AD 小鼠饲喂含硒酵母膳食 3 个月后，发现 AD 小鼠的行为学及生理生态学均有改善：① 小鼠海马区和皮质的硒含量明显升高，作为抗氧化能力标志物的超氧化物歧化酶（SOD）的活性显著提高，而海马区的脂质过氧化物的代谢产物丙二醛（MDA）含量明显降低；② AD 小鼠海马区的神经突触蛋白表达水平显著提高，提示神经突触损伤程度减轻；③ 显著促进 AD 小鼠神经元的活性；④ AD 小鼠脑内的总 tau 蛋白和磷酸化 tau 蛋白量减少；⑤ AD 小鼠认知功能障碍得到显著改善。这些研究结果表明，硒酵母对 AD 小鼠的多种病理学特征有较好的干预作用，已体现出其可作为一种防治 AD 新适应证的营养补充剂的潜力[17]。

　　近日，来自慕尼黑亥姆霍兹研究中心发育遗传学研究所的 Marcus Conrad 博士课题组，在学术期刊《细胞》上首次阐明了谷胱甘肽过氧化酶 4（GPX4）保护哺乳动物脑内神经元发育的真正原因[18]。Marcus Conrad 课题组建立了 GPX4 酶类被修饰的小鼠模型，观察到将 GPX4 所含的硒元素替换成硫元素后，这些小鼠因神经系统并发症而活不过 3 周。深入研究发现，在小鼠的大脑中鉴别出了一种特殊类型的中间神经元，在小鼠出生后的发育阶段，含硒 GPX4 酶能够保护这些特殊的神经元细胞免于氧化性应激压力以及铁死亡（ferroptosis）发生。铁死亡作为一种不同于凋亡而依赖于铁离子的细胞死亡新方式，由 Dixon SJ 等在 2012 年首先发现并提出，并认为铁死亡在神经、肿瘤等疾病中参与疾病的发生发展，并起到重要作用[19]。含硒酶 GPX4 对铁死亡的抑制，为我们研究 AD 的发生发展机制及通路提供了一个新切入点。

（戴志强）

参考文献

1. 倪嘉缵，陈平．阿尔茨海默病防治策略研究进展［J］．深圳大学学报理工版，2013，30（4）：331-348.

2. Alzheimer's Disease International．World Alzheimer report 2015［EB/OL］．［2015-09-23］．http：//www.worldalzreport2015.org.

3. 王春丽．神经精神疾病领域药物市场及研发分析［J］．全球药物创新快讯，2017，6：2.

4. 陈智雅，张研．阿尔茨海默病发病机制研究概述［J］．基础医学与临床，2018，38（3）：289-293.

5. Wang J，Gu BJ，et al，A systemic view of Alzheimer disease-insights from amyloid-β metabolism beyond the brain［J］．Nat Rev Neurol，2017，13（10）：612-623.

6. Livingston G，Sommerlad A，et al．Dementia prevention，intervention，and care［J］．Lancet，2017，390（10113）：2673-2734.

7. Lee J，Lam L，et al．Lower fluid and fruits/vegetable intake in

questionable dementia among older Hong Kong Chinese [J]. J Nutr Health Aging, 2010, 14 (1): 45-49

8. 金银龙，梁超轲. 硒水平与中国农村老年人群认知能力研究 [J]. 医学研究杂志，2008，37 (9): 19-23.

9. Berr C, Balansard B, et al. Cognitive decline is associated with systemic oxidative stress: the EVA study. Etude du Vieillissement Arteriel [J]. J Am Geriatr Soc, 2000, 48: 1285-1291.

10. 熊丽萍，黄河浪. 52 例阿尔茨海默病患者血清硒、锌水平与患病关系的研究 [J]. 现代预防医学，2009，36 (15): 2840-2845.

11. Vural H, Demirin H, et al. Alterations of plasma magnesium, copper, zinc, iron and selenium concentrations and some related erythrocyte antioxidant enzyme activities in patients with Alzheimer's disease [J]. J Trace Elem Med Biol, 2010, 24 (3): 169-173.

12. Kesse-Guyot E, et al.French adults' cognitive performance after daily supplementation with antioxidant vitamins and minerals at nutritional doses: a post hoc analysis of the supplementation in vitamins and mineral antioxidants (SU.VI.MAX) trial [J]. Am J Clin Nutr, 2011, 94: 892-899.

13. Cardoso BR, Apolinário D, et al. Effects of Brazil nut consump-tion on selenium status and cognitive performance in older adults with mild cognitive impairment: a randomized controlled pilot trial [J]. Eur J Nutr, 2016, 55 (1): 107-116.

14. 刘琼，田静. 硒缺乏与阿尔茨海默症 [J]. 生命科学,2012,24 (8): 893-900.

15. Chen P, Wang RR, et al.Different forms of selenoprotein differentially affect Aβ aggregation and ROS generation [J]. International Journal of Molecular Sciences, 2013, 14 (3): 4385-4399.

16. Corcoran N M, Martin D, et al. Sodium selenate specifically activates PP2A phosphatase, dephosphorylatestau and reverses memory deficits in an Alzheimer's disease model [J]. Journal of Clinical Neuroscience, 2010, 17 (8): 1025-1033.

17. Zhang ZH, Wen L, et al. Long-term dietary supplementation with selenium-enriched yeast improves cognitive impairment, reverses synaptic deficits, and mitigates tau pathology in a triple transgenic

mouse model of Alzheimer's disease [J]. J Agric Food Chem, 2017, 65 (24): 4970-4979.

18. Ingold I, Berndt, et al. Selenium Utilization by GPX4 Is Required to Prevent Hydroperoxide-Induced Ferroptosis [J]. Cell, 2018, 172 (3): 409-422.

19. Dixon SJ, Lemberg KM, et al. Ferroptosis: aniron-dependent form of nonapoptotic cell death [J]. Cell, 2012, 149 (5): 1060-1072.

第十五章 硒与系统性硬化病

> 系统性硬化病是以局限性或弥漫性皮肤及内脏器官纤维组织增生、硬化、萎缩为特征的自身免疫炎症性疾病。
>
> 本章重点讨论硒制剂辅助治疗系统性硬化病。

● 1. 系统性硬化病的流行特征及易感因素是什么?

系统性硬化病是一种散在发病、临床少见、病因与发病机制未明的慢性自身免疫性疾病。学者王久存等从以下两方面报道了系统性硬化病（又称硬皮病）[1-2]。

（1）流行特征

①硬皮病为散在发病，地域分布差异显著。1963—1972 年，美国宾夕法尼亚州硬皮病发病率为 13.9 人 /100 万人；1986 年英格兰地区的发病率为 3.7 人 /100 万人；1987 年日本东京地区发病率为 7.2 人 /100 万人。

②历年硬皮病发病率有增加趋势。1947 年美国硬皮病发病率 0.6 人 /100 万人，到 1991 年上升为 19 人 /100 万人；澳大利亚从 1962 年的 12 人 /100 万人上升为 1999 年 22 人 /100 万人。

③人群分布方面，女性发病率远高于男性，女：男为14：1。据 2005 年上海市中西医结合医院硬皮病科屠文震等对该院多年收治的 2100 例硬皮病患者统计发病率：女：男为 6.2：1。系统性硬皮病在 20 ～ 40 岁人群有一个发病高峰（32%）；局限性硬皮病发病高峰为 1 ～ 10 岁。

④族群分布方面，法国本地人硬皮病患病率为 140.2 人/100 万人，而非欧法裔人群高达 210.8 人 /100 万人。

（2）易感因素

①环境因素：研究显示，多种环境因素与硬皮病的发生有关，如病毒感染、X线、二氧化硅、有机溶剂、毒石油、氨苯砜、博莱霉素及某些镇痛药中毒等。

②易感基因：现已发现十多个易感基因与系统性硬化病相关，包括HLA（人类白细胞抗原）基因及非HLA基因。随着基因检测技术的飞速发展，预期会发现更多与硬皮病相关的基因。因此，对从事煤矿、金属矿、硅矿等工作的人员及相关产业工作人员，必须加强劳动保护，定期体检，制订三级预防措施。

2. 系统性硬化病有哪些病理特征?

系统性硬化病主要病理特征[3]为皮肤及相关结缔组织炎性细胞浸润、血管内皮增生、血管闭塞、纤维化及硬化萎缩等。初期病变为真皮间质水肿，胶原纤维分离，血管周围淋巴细胞浸润，血管壁水肿，弹力纤维断裂；中期血管周围炎症细胞消退，小血管及胶原纤维周边出现酸性黏多糖沉积；后期胶原纤维均质化，与表皮平行的胶原纤维束向深部扩张，致使小血管壁增厚、管腔变窄、闭塞，表皮及皮肤附属器萎缩，钙质沉着，筋膜肌腱硬化萎缩等。

系统性硬化病病变可累及多个器官，如食管及胃肠道肌纤维束出现均质变、硬化、萎缩；心肌纤维变性萎缩，心内膜、心包膜纤维蛋白变性及炎症细胞浸润；肺间质及肺泡膜广泛纤维化、囊性变，肺小动脉壁增厚，肺泡与肺泡微血管基底膜增厚等；肾脏小叶间动脉内膜增生，肾小球基底膜增厚，纤维蛋白坏死，可导致整个肾小球硬化或肾皮质梗死；受累甲状腺亦可出现甲状腺间质萎缩与纤维变性等。

● 3. 系统性硬化病临床表现如何?

局限性硬皮病病变多发于躯干、四肢和面部皮肤。初期病变呈圆形、椭圆形或不规则形的淡红色斑片;而后病变边缘呈紫红色环状,中心区渐出现黄白色或象牙色斑块;数月后表皮干燥,皮肤皱纹消失;最后皮肤基底层与皮下组织粘连萎缩出现色素沉着。初期硬变皮肤多无显著自觉症状,数年后皮肤变硬萎缩。

系统性硬皮病又分为指端型和弥漫型两个亚型。指端型病变多从手部开始,逐渐向前背、面部、颈部、躯干、四肢蔓延;而弥漫型病变多从面部及指端开始,向肢体远端及躯干蔓延。临床表现为以下几个方面[3]。

①手指皮肤增厚直接延续至掌指关节。

②或表现为隐匿形肢端及面部肿胀。

③或出现雷诺现象。

④累及多系统和器官,如关节炎、骨质疏松、指端骨溶解等;累及消化系统可出现口腔炎、食管反流、吸收不良、腹胀、结肠、肛门病变乃至整个消化道;呼吸系统受累可出现肺间质纤维化、肺动脉高压等;肾脏受累可导致肾性高血压、进行性肾衰竭等;心脏受累可出现心律失常、心包积液、心肌硬化等严重情况。系统性硬化病系统受累是临床治疗工作最为严重的挑战。

● 4. 什么是系统性硬化病抗原 - 抗体系统?

抗原 - 抗体系统紊乱是自身免疫性疾病的主要特征[4]。系统性硬化病出现多种特异性抗原 - 抗体,如抗核仁抗体、抗拓扑异构酶 -1 抗体(Scl-70 抗体)、抗着丝粒抗体(ACA)、抗线粒体抗体、抗组蛋白抗体等。

近年来,在系统性硬化病中又发现抗内皮细胞抗体(AECA)、抗金属蛋白酶抗体(MMPs)、抗血小板衍生生长因子受体抗体（PDGFR）、抗 FBN1（350KDs）糖蛋白抗体、抗成纤维细胞抗体、抗纤维素 -1 抗体、抗 Annexin V 抗体、抗 PM-sel 抗体、抗 KU 抗体及抗原纤维抗体等特异性抗原 - 抗体。

此外，系统性硬化病亦可出现重叠综合征相关抗原 - 抗体，如抗核抗体、抗心磷脂抗体、抗 β2- 糖蛋白 1 抗体等。

系统性硬化病出现多种抗原 - 抗体说明体内有大量细胞被破坏；细胞有多种隐蔽抗原释放入血；或细胞内寄生的致病性微生物释放交叉抗原；或者细胞本身蛋白质分子发生了异变。这些从细胞内释放出的抗原分子可激活专职 APC（抗原呈递细胞），或激活兼职 APC，释放抗原肽分子，呈递给 ART 自身反应性（T 细胞）或 ARB（自身反应性 B 细胞），从而驱动细胞免疫和体液免疫反应；亦能刺激 B 细胞合成、分泌抗原抗体；刺激 ART 增殖、分化、分泌各种炎性细胞因子，从而引发了组织及器官自身免疫炎症性反应。

5. 系统性硬化病可能的病因和发病机制是怎样的？

世上没有无源之水，也没有无根之木。任何一种疾病也必有其病因及各自的发病机制，系统性硬化病也不例外。但至今系统性硬化病的病因与发病机制仍未明确[4-5]。

在临床工作中，人们早已注意到，系统性硬化病起始于急性感染，如早期出现咽峡炎、扁桃体炎、皮肤红斑、雷诺现象等即为致病微生物感染的特征；若持续受到放射性、化学性毒物伤害，可引起系统性硬化病病情复发。

这些致病因素及致病微生物可能长期寄生在机体细胞（内皮细胞、成纤维细胞或成胶原等细胞）内不断繁衍，不断破坏细胞，不断干扰细胞正常活动，致使机体细胞和组织氧化应激持续失衡，产生大量自由基，形成恶性循环。

还可进一步导致血管内皮细胞损伤、缺血再灌注损伤等，以致发生持续性免疫链式炎症反应，最终导致胶原沉积和组织纤维化等。因此，致病抗原不被清除炎症就不可能消除，疾病也不可能彻底痊愈。

● 6. 系统性硬化病在临床上有哪些诊断标准？

2013 年美国风湿病学会和欧洲抗风湿病联盟共同制订了系统性硬化病分类标准，摘录如下。

（1）一个必备条件：双手手指皮肤增厚且延伸至掌指关节近端（计 9 分）。

（2）其他条件：①手指皮肤增厚（手指肿胀计 2 分，指端硬化计 4 分）；②指尖病变（指尖溃疡计 2 分，指尖点状瘢痕计 3 分）；③毛细血管扩张计 2 分；④甲皱毛细血管异常计 2 分；⑤肺动脉高压计 2 分；⑥间质性肺炎计 2 分；⑦雷诺现象计 3 分；⑧自身抗体（抗着丝点抗体计 3 分、抗 Sc-70 抗体计 3 分、抗 RNA 聚合酶 Ⅲ 抗体计 3 分）。

只要总分值达 ≥ 9 分，即可诊断系统性硬化病[6]。但在确立诊断之前，还必须排除肾硬化性纤维化、硬斑病、嗜酸性筋膜炎、移植物抗宿主反应等。

● 7. 系统性硬化病治疗现状如何？

由于系统性硬化病临床少见，病情复杂，且病因与发病机制未明等因素，目前临床治疗仍处于经验积累阶段，至今在世界范围内尚无公认的诊疗指南[7]。下面介绍 2016 年英国风湿病学会和英国风湿病卫生专业协会共同制订的《BSR 和 BHPR 系统性硬化病治疗指南》，供参考。

本指南将系统性硬化病治疗分为一般性治疗和受累靶器官治疗两个部分。

（1）一般性治疗：①建议患者到硬皮病诊疗中心就诊；

②尽管当前仍缺乏循证医学证据，但对早期系统性硬化病可考虑试用甲氨蝶呤、霉酚酸酯、静脉滴注环磷酰胺等药物治疗；对病情严重的病例可考虑"自体干细胞移植术"；③不推荐使用青霉胺；④受累脏器病情严重时须首先权衡是否可承受"自体干细胞移植术"毒副作用以确定实施与否；⑤当患者仅有皮肤病变时，可选用甲氨蝶呤或霉酚酸酯；但在试用环磷酰胺或口服糖皮质激素时，应尽可能使用低剂量控制症状，并须密切监测肾功能变化；或可考虑使用利妥昔单抗等；⑥维持治疗可使用硫唑嘌呤或霉酚酸酯。为改善皮肤硬化和肺功能，可优先考虑用霉酚酸酯而不用环磷酰胺。

（2）受累靶器官治疗

①雷诺现象或指端溃疡的治疗：雷诺现象可采用钙离子通道阻滞药、血管紧张素Ⅱ受体拮抗药、5-羟色氨再摄取抑制药、α受体阻断药及他汀类药物等；并注意避免受凉、戒烟、安定情绪等；指端溃疡治疗需多学科综合管理，包括系统和局部治疗；药物治疗优先选择口服血管扩张药如西地那非、前列腺素类似物、波生坦等；严重活动性指端溃疡可考虑静脉滴注前列腺素类似物；顽固性复发性指端溃疡可考虑使用PDE-5抑制药或波生坦等；必要时可考虑指掌交感神经切除术。

②肺纤维化治疗：肺纤维化是系统性硬化病的主要死因之一。局限性和系统性硬皮病均可伴发间质性肺病变。进行治疗之前，须先评估病变范围、严重程度、恶化风险、是否需要使用环磷酰胺等。

③肺动脉高压治疗：事先须进行肺动脉压力检测，肺动脉压力须低于25mmHg；且肺毛细血管楔压应高于15mmHg；有条件时，须用右心漂浮导管评估肺及心脏功能，之后再确定治疗方案。在执行此项治疗前，须呈报相

关部门审批。

④胃肠道并发症治疗：最常见胃肠道并发症为食管反流、腹胀、小肠菌群失调、营养不良、腹泻等；可使用对症药物治疗，如质子泵、多巴胺拮抗药、广谱抗生素、泻药等。

⑤肾脏并发症治疗：5% ~ 10% 的系统性硬化病并发急性肾损害，需及时检测血压，并使用血管紧张素转化酶抑制药，或合并使用其他降压药物。

⑥心脏并发症治疗：心肌、心内膜、心包膜受累时常出现心律失常、心力衰竭等严重情况，预后欠佳。如欲使用免疫抑制药需事先置入起搏器，或置入心律转复除颤器等；亦可使用血管紧张素转化酶抑制药及卡维洛等药物；舒张性心力衰竭可使用利尿药、钙离子通道阻滞药等。

⑦皮肤病变：系统性硬化病初期双手皮肤瘙痒、面部毛细血管扩张等易被误诊为化妆品过敏，可使用保湿剂或抗组胺药；治疗毛细血管扩张可使用激光或脉冲光治疗。

⑧异位钙沉着：对早期异位钙沉积合并感染者使用抗生素治疗；当钙沉着引起器官功能损伤时亦可考虑外科手术或体外冲击波碎石术，及局部激光治疗；必要时亦可选用氢氧化铝、双膦酸盐类、钙离子通道阻滞药等治疗。

⑨关节及骨骼肌受累治疗：推荐对症治疗，亦可使用免疫抑制药等。

⑩ 关于自体干细胞移植术，本指南认为：对预后欠佳的早期系统性硬皮病患者可考虑干细胞移植术，但与使用免疫抑制药相比，干细胞移植术的安全性尚需更多临床数据支持。

本指南除适用于早期系统性硬化病治疗外，亦适用于系统性红斑狼疮、多发性肌炎、系统性血管炎等。但本指南不适用于局限性硬皮病、青少年硬皮病、硬斑病、硬化

性黏液性水肿、肾性纤维化及嗜酸性筋膜炎等。总体评价
与临床预期仍有较大差距。

● 8. "缺硒补硒"矫正系统性硬化病患者氧化应激失衡的进展 怎样?

1982 年，Juhlin 等以 61 名健康人作为对照组，同时检测 506 名各种皮肤病患者血清谷胱甘肽过氧化物酶（GSH-Px）活性 [8-10]。结果发现：银屑病、湿疹、特发性硬化、血管炎、霉菌性皮炎、疱疹性皮炎等患者血清 GSH-Px 活性显著低于正常对照组；而天疱疮、痤疮、多发性肌炎、类风湿关节炎、系统性红斑狼疮、素食者、营养不良及嗜酒者的血清 GSH-Px 水平亦较正常组低。

此后作者给 50 例血清 GSH-Px 低于正常的患者补硒，每日补给亚硒酸钠 0.2mg，连续服用 6 ～ 8 周。结果发现：补硒者血清 GSH-Px 水平均恢复正常，临床症状同时得到改善。作者认为，硒制剂对皮肤疾病的疗效值得进一步研究 [6]。

2000 年，Simonini 等对系统性硬化病患者"抗氧化水平"进行了系统研究，指出：系统性硬化病患者每发作一次雷诺现象，即如发生一次缺氧再灌注反应引致的氧自由基损伤；如果雷诺现象反复发作，自由基将导致血管内皮损伤、促使血管内膜增厚，最终发展为组织纤维化，并可形成恶性循环。为了纠正系统性硬化病的氧化应激失衡，打破自由基损伤的恶性循环，可以从加强机体抗氧化能力入手，及时补充含硒酶类和维生素 E 等抗氧化剂，以作为系统性硬化病的辅助性治疗措施 [10]。

2006 年，Tikly 等学者进一步研究系统性硬化病的微量元素代谢情况。研究发现，系统性硬化病患者血清硒、铁、锌、铜等微量元素均明显低于正常人；血清

Malondialdehyde（MDA）水平亦较正常对照组显著增高
（$P=0.00007$）；且 MDA 升高与系统性硬化病病情相关（$r=-$
0.52，$P=0.044$）。这说明系统性硬化病存在抗氧化能力显著
减低的情况[8]。作者指出，"缺硒补硒"可作为系统性硬化
病治疗的合理选择。

临床研究资料表明：系统性硬化病存在氧化应激失衡，
"缺硒补硒"可加强抗氧化能力，加强自由基清除，辅助治
疗系统性硬化病，是一种合理的选择。但须注意不可过量
补硒。"缺硒补硒"值得进一步开展基础及临床研究。

● 9. 中医药治疗硬皮病 有哪些思路?

河北医科大学附属以岭医院风湿免疫科郭刚主任指出：
硬皮病以皮肤病变为主，属中医学"痹症"范畴。在长期
中医临床实践中，作者提出"寒热 - 络脉 - 脏腑辨证治疗
体系"。将皮肤病变分为肿胀期、硬化期和萎缩期。肿胀期
为免疫炎症期，以清热解毒、活血消肿治疗为主，此期及
时有效治疗对患者预后非常关键；硬化期以胶原增生为主，
治疗以温阳散寒、软坚散结、祛痰通络为主；萎缩期以结
缔组织纤维化为主，血管病变、指端溃疡、内脏功能下降
是主要矛盾，应以温阳益气、补脾益肾、养血通络为主要
治疗思路。坚持中西医结合治疗系统性硬化病，已取得可
喜成果[11]。

由于系统性硬化病病因与发病机制不明确，目前仍无
根治性方法，无公认的诊疗指南，临床上处于对症治疗阶
段。因此，在积极展开寻根求源、深入研究的同时，"缺硒
补硒"可增强机体抗氧化能力，缓解症状、解除痛苦，是
值得进一步研究的辅助性治疗方法。

（孟济明）

参考文献

1. 陈响响，丁月，邹和建，等. 系统性硬化病流行病学研究 [J]. 上海医药，2017 增刊 -1

2. 孟济明，邹和建. 结缔组织病新进展 [M]. 北京：人民卫生出版社，2005.

3. 黄定九. 内科理论与实践 [M]. 上海：上海科技出版社，2009.

4. 孟济明，邹和建. 抗原驱动论 [M]. 北京：人民卫生出版社，2006.

5. 刘庆梅，楚海燕，姜帅，等. 硬皮病分子机制研究进展 [J]. 上海医药，2017- 增刊 -1.

6. 杨雪，邹和建. 2013 年系统性硬化症分类标准 [J]. 上海医药，2017- 增刊 1.

7. 梁敏锐，姜智星，朱小霞，等. 对 2016 年《EULAR 对系统性硬化病治疗推荐的更新》的评析 [J]. 上海医学，2017- 增刊 -1.

8. Tikly et al. Lipid peroxidation and trace elements in systemic sclerosis [J]. Clin Rheumatol，2006，25（3）：320-324.

9. Juhlin et al. Glutathione-reroxidase Levels in skin diseases：effect of seleninum and vitamin E treatment[J]. Acta Derm Venereol，1882，62（3）：211-214.

10. Simonini et al. Emerging potentials for an antioxidant therapy as a new approach to the treatment of systemic sclerosis [J]. Toxicology，2000，155（1-3）：1-15.

11. 郭刚. 中医药治疗硬皮病价值及思路 [J]. 上海医药，2017- 增刊 -1.

第十六章　硒与其他疾病

一、硒与慢性阻塞性肺疾病

呼吸系统疾病是世界卫生组织确认的危害人类健康的四大疾病之一。慢性阻塞性肺疾病（简称慢阻肺）是常见的呼吸系统疾病，根据最新流行病学调查结果，我国成人慢阻肺的患病率为12%。硒能有效防治慢阻肺，维护国人之健康。

1. 什么是慢阻肺?

慢阻肺是呼吸系统常见的气道疾病，包括慢性支气管炎、肺气肿与支气管扩张[1-2]。该病患病率高，是进行性发展，治愈率低，病死率高，位居我国国民死亡原因第四位。欧洲各国发病率为11.3%，美国发病率为10.3%，我国慢阻肺的发病率为12%，其中40%的患者为60岁以上人群。2012年，我国流行病学调查结果显示每年有700万～1400万人发病，死亡约100万人。更为严重的是，医生和患者对本病的认知程度都很低，认为是小病，影响不大，直到病情变得严重，患者才来医院就诊，这时医生也无良好对策，只能对症治疗。故慢阻肺的治愈率低，致残率和死亡率均较高，严重威胁我国人民群众的身体健康。

2. 慢阻肺是怎样形成的?

慢阻肺多由炎症引起。开始为急性炎症，治疗不彻底易转为慢性，或开始即为慢性炎症过程。炎症又怎样造成慢阻肺呢?

（1）炎性细胞释放抗弹性蛋白酶，致弹性蛋白合成减少，组织弹性减弱，造成肺实质破坏，引发肺气肿。

（2）机体在代谢过程中产生的超氧化物（自由基）积存过多，而抗氧化酶反而减少且活性减弱，加上体内缺硒，不能及时清除这些自由基造成的肺实质损伤。肺间质纤维结缔组织增生，肺组织弹性减弱，气道阻力增高。咳嗽费力，痰不易咳出，致炎症经久不愈。

（3）慢性炎症（这是很主要的）导致支气管弹性不足，痰不易咳出而积存在支气管内，逐渐形成老年慢性支气管炎（老慢支）。

（4）免疫力低下，免疫球蛋白合成减少，免疫细胞的吞噬能力下降，不能有效控制和消除炎症。

（5）迷走神经兴奋性增高，胆碱能神经张力增加，抑制咳嗽反射。咳嗽少而无力，痰更不易咳出，加重支气管炎。

（6）肺炎衣原体的慢性感染，是造成慢性支气管炎的重要因素。

（7）体内缺硒，肺组织自我修复能力弱，不能及时修复组织的损伤，炎症难以治愈。

3. 慢阻肺给机体能造成多大危害?

（1）慢阻肺使肺泡组织细胞与空气接触减少，气体交换减少，血氧饱和度下降，整个机体都会处于乏氧状态。

（2）肺组织气体交换减弱，血中二氧化碳不易排出而积存于血液中，严重时可引起呼吸性酸中毒。若不及时抢救，可危及生命。

（3）血氧饱和度降低，机体内的重要脏器长期处于乏氧状态，如心、脑、肝、肾等，影响其正常的生理功能；如心脏长期乏氧，可引起心脏的舒缩功能减弱，患者常感心慌、气喘，严重时可引起心力衰竭。脑长期乏氧，脑功能下降，患者常感头晕、记忆力减退等。

慢阻肺的治愈率低，致残率和死亡率均较高，成为生命的重要杀手之一，其危害极大，人人都应加以警惕。

● 4. 硒如何防治慢阻肺?

（1）硒能激发和增强肺泡、支气管黏膜细胞的活性，提高其抗炎能力，尤其是对肺炎病原体的抵抗力，逐渐改善慢性炎症。

（2）抑制肺间质和支气管的纤维组织增生，减轻肺纤维化，增加肺和支气管的弹性，使咳嗽有力，促进排痰。

（3）抑制胆碱酯酶活性，降低胆碱能神经的张力，增强咳嗽反射，使咳嗽有力，排痰顺利。

（4）提高抗氧化酶的合成量和活性，有利于清除自由基，减轻对肺组织的损伤，提高抗炎能力。

（5）增强免疫功能，提高免疫球蛋白的合成及其活性，抑制炎症细胞的增殖，中和其毒性，提高免疫细胞的吞噬能力。

（6）抑制病毒复制，有利于减轻支气管炎症。痰量减少而稀薄，易于咳出。促进慢阻肺的康复。

（7）提高肺组织的自我修复能力，促进康复。

在防治慢阻肺的工作中，最关键的是要加强宣传，提高人们对慢阻肺的认识水平。发病早期应及时就医诊断，尽早进行彻底治疗，降低致残率和病死率，提高治愈率，从根本上防治慢阻肺，维护国人的健康。

二、硒与过敏性疾病

过敏性疾病是由过敏原作用于机体引起的变态反应性疾病，轻者影响生活或工作，重者如过敏性休克，可危及生命，甚至猝死。硒可以有效防治过敏性疾病。

（一）硒与过敏性哮喘

● 1. 过敏性哮喘是什么病？

过敏性哮喘是常见而多发的呼吸道疾病，是世界范围内严重威胁公众健康的主要慢性病之一，被列为十大死亡原因之一。相关抗过敏药物可控制反复发作的喘息、气急、咳嗽、胸闷等症状。各国哮喘患者的发病率从 1% 到 30% 不等，我国为 0.5% ~ 5%，哮喘患者达 3000 万人，主要发病人群为儿童和青壮年。我国少儿过敏性哮喘的发病率为 4%，诊断率 86%，成人发病率仅 1.78%，而诊断率仅为 39%。一般发达国家发病率高于发展中国家。

过敏性哮喘的发病一般与遗传因素有关；过敏原如尘螨、花粉等也是重要发病原因，某些加工业产生的粉尘（药物粉尘、动物皮毛、丝麻等）、药物及某些食品添加剂都可引发哮喘。气候变化、吸烟、环境污染等因素可诱发哮喘，发病机制主要是支气管平滑肌痉挛。

● 2. 哮喘能致死吗？

哮喘最严重的并发症是猝死。因为它常无明显先兆，来不及用药治疗，其原因如下。

①特异性过敏反应，防不胜防。

②严重哮喘形成了闭锁肺。

③过敏引起致命的心律失常。

④错误应用麻醉药和镇静药及气管扩张药，引起呼吸抑制致心搏骤停，心脑急性重度缺氧而死亡。

● 3. 我们应如何预防哮喘猝死的发生？

①远离诱发因素。

②与医生密切合作，进行有效的抢救治疗。

③采取及时有效的心肺复苏。

④及时就医，合理用药。

⑤减少吸烟。

4. 硒能有效地防治过敏性哮喘吗?

硒可能通过以下作用发挥防治过敏性哮喘的功效。

①提高组织细胞，尤其是支气管黏膜细胞对过敏原的抵抗力，使其接触过敏原后，不再引发过敏反应。

②抗氧化功能，有效分解过敏原，尤其是有效分解具有蛋白质性质的过敏原。

③有效缓解支气管平滑肌痉挛，及时平喘，解除气道阻力，防止发生心脑急性重度缺氧。

(二) 硒与过敏性鼻炎

1. 何谓过敏性鼻炎?

过敏性鼻炎是常见而多发的耳鼻喉科疾病。当过敏原刺激鼻腔黏膜时发生过敏反应，黏膜充血水肿，分泌大量的稀薄清水样鼻涕，喷嚏频繁，伴有咳嗽，有时伴有喘息，头晕胸闷，十分难受，严重影响生活质量，甚至无法正常工作。患者服用抗过敏药，鼻腔喷抗过敏剂，可缓解部分症状。该病的过敏原难找，病情可持续数十年。无传染性，但有家族性，与遗传因素有关 (相处同一环境、接触同一过敏原)，有时可见一个家庭中有多个过敏性鼻炎患者。

2. 过敏性鼻炎与过敏性哮喘有关系吗?

过敏性鼻炎与过敏性哮喘之间关系密切。过敏性鼻炎患者哮喘的发病率明显高于其他人群，可达 20% ~ 40%，正常人群的哮喘发病率仅为 2% ~ 5% (多出 4 ~ 20 倍)。有报道称，60% 的过敏性鼻炎患者可能发展成过敏性哮喘。

而哮喘患者中有过敏性鼻炎者，可高达60%。这可能与相同过敏原有关。

● 3. 硒能防治过敏性鼻炎吗？

硒是通过以下三个方面防治过敏性鼻炎的。

①硒能增强鼻腔黏膜细胞对过敏原的抵抗力。

②通过抗氧化作用强力分解过敏原，解除其毒性，不引起过敏反应。

③抑制鼻腔黏膜细胞的分泌功能，减少鼻涕。

三、硒与前列腺疾病

> 前列腺是男性机体内重要的生殖附属腺，对男性有重要的生理作用。前列腺增生是老年男性常见而多发的疾病，影响老人的生活质量。硒能有效调节前列腺功能，防止其增生。

● 1. 前列腺对男性有何重要性？

前列腺是男性生殖附属腺中最大的实质性器官，它分泌较为稀薄无色的乳状前列腺液，是精液的液体部分。其中含有多种重要物质。

（1）锌：能提高精子的活动力和抗病能力。

（2）多种酶：对精液的液化、渗透压与精子的营养状况都具有重要作用。

（3）葡萄糖：为精子的活动提供能量。

前列腺分泌酸性磷酸酶（PAP）及前列腺特异性抗原（PSA）。这两种物质对前列腺癌的诊断有很大的帮助。PSA

是前列腺癌的标志物，对前列腺癌诊断的阳性率达 63%；癌症病情越严重，其含量越高，可作为前列癌治疗的疗效和预后随访观察的指标。测定血中 PSA 含量有重要的临床意义。

2. 前列腺为什么会增生？

前列腺增生是老年男性的常见病、多发病，发病率随年龄的增长而增高。50 ~ 60 岁为 50%，60 ~ 70 岁为 70%，70 ~ 80 岁为 80%，80 岁以上可达 90%，其临床症状往往因人而异。有人前列腺增生不严重而排尿困难却很明显：另一些人增生较重，但排尿困难并不明显。这与前列腺增生的部位有关，中叶增生压迫尿道，排尿困难，而侧叶增生不压迫尿道，排尿不显困难。

引起前列腺增生的原因有以下几类。

（1）睾丸功能减弱：睾丸功能减弱造成雄性激素分泌减少，前列腺因失去雄激素的依托而增生。前列腺的生长发育和分泌都受到睾丸分泌的雄激素（睾酮）的调节影响。睾酮经 5α 还原酶转化而成双氢睾酮，并与前列腺受体结合，刺激前列腺细胞增生，这是主要原因。正常前列腺与增生后的前列腺内双氢睾酮的含量有显著差别。后者是前者的 5 倍，并集中在细胞核内，较细胞浆内含量高 3 ~ 4 倍。前列腺的发育和生理功能需要足够的雄激素来维持。老年人睾丸功能降低，睾酮分泌减少。为何在增生前列腺组织中，双氢睾酮的含量不但不减少反而增高呢？青壮年时期，睾酮分泌多，双氢睾酮的降解也快，在前列腺组织中不积存。而老年人虽然睾酮分泌减少，但双氢睾酮的降解也缓慢，在前列腺组织中积存渐多，引发前列腺组织细胞分裂增殖，致前列腺增生。

（2）雌激素增多。睾丸功能降低，睾酮分泌减少，雌激素相对合成增多，引发前列腺增生。

（3）镉元素超标。刺激前列腺增生。

● 3. 前列腺增生对机体有何危害?

（1）前列腺增生，尤其是中叶增加，压迫尿道，引起排尿困难，其程度与增生的程度成正相关。老人夜间起床排尿次数增多，严重时可每小时起床1次，严重影响睡眠，给生活带来很大影响，老人有时为了减少夜间起床次数，甚至连水都不敢喝，严重时引起脱水，对机体带来负面影响。

（2）严重的前列腺增生可致尿道梗阻，尿在膀胱内积存，引起膀胱内压力增高，进而引起肾盂积水，严重者还可引起肾小球的滤过泌尿功能减弱，导致整个肾功能的损害。

● 4. 硒能防治前列腺增生吗?

（1）硒可刺激提高睾丸细胞的活性，使其逐渐恢复生理功能，增加睾酮的分泌，给前列腺以依托，缓解前列腺的增生。

（2）增强双氢睾酮的降解，减少其在前列腺组织中的积存，减轻对前列腺组织的刺激，减缓其增生。

（3）拮抗镉元素。缓解其对前列腺组织的刺激，减缓前列腺增生。

四、硒与衰老

生老病死是自然规律，硒可以通过清除体内积存渐多的自由基，增强细胞活力，延缓衰老。

● 1. 衰老是怎样引起的?

机体内缺硒，则抗氧化酶合成少而活性降低。体内的自由基不能及时清除，积累日渐增多，尤其是老年人更是如此。自由基对细胞造成损伤，使细胞的死亡加速，而细胞的生长反而迟缓。新生细胞数不能弥补死亡细胞的数量，使皮肤显得疏松，加上结缔组织增生，胶原蛋白合成减少，弹性纤维减弱，皮肤出现皱纹，逐渐失去弹性。低密度脂蛋白增多，与自由基共同作用，使紫褐色素合成增多并沉着在皮肤上，形成一块一块大小不等形状各异的色素斑，这也就是老年斑。老年斑使人失去光华的容颜，显现衰老。

2. 你知道自己何时开始衰老吗?

当发现以下情况时，就是警告你已经是"老之已至"了。
（1）开始长白发或脱发，而且越来越严重。
（2）耳鼻长出多余的毛。
（3）视力减弱（白内障除外）。
（4）面部出现皱纹，越来越多，越来越严重。
（5）听力减退，时有耳鸣。
（6）出现遗忘情况，记忆力下降。

3. 硒有抗衰老作用吗?

端粒是真核细胞线性染色体末端特殊的 DNA- 蛋白质结构，端粒的长度控制着衰老进程，端粒已成为与衰老密切相关的生物标记物，其长度也称为人们关注的热点。端粒酶是影响端粒长度的重要因素之一。硒能有效调节细胞端粒酶的活性。

4. 硒能使人一直保持童颜吗?

各种美容剂和美容手术可以在一定程度上延缓衰老，改变容颜。但会有一定的痛苦，时间也不可能持久。硒虽然不能使人永葆青春，但可以使青春更持久些。这是因为硒有以下作用[3]。

（1）硒可以增强细胞的活性，使其生长活跃，死亡减慢，使细胞的生死保持平衡，使容颜的光华保留更长时间。

（2）提高体内抗氧化酶的合成，增强其活性，有力清除体内积存渐多的自由基，减少对组织细胞的损害，减缓细胞的死亡，推迟衰老。

（3）降低低密度脂蛋白含量，减少紫褐色素的合成、减少老年斑。

（4）增强免疫力，提高免疫稳定机制，提高巨噬细胞的吞噬能力，加速吞噬原来的老年斑，恢复皮肤本色。

（5）促进胶原蛋白的合成，减少纤维结缔组织增生，减少皮肤皱纹，增加弹性。

（6）增强谷胱甘肽过氧化物酶的合成与活性，提高细胞膜中的磷脂活性，加强细胞抵抗自由基的损害，延缓细胞死亡，促进细胞新生，推迟机体衰老的进程。

（7）激发毛囊细胞的活性，使秃顶者长出新发。

（8）增强色素细胞的活性，提高黑色素的合成，使白发变黑。

五、硒与消化道疾病

体内硒水平的降低，会造成免疫功能降低及抗氧化能力的下降，引起胃黏膜屏障不稳定，造成胃黏膜缺血性损伤。硒作为抗氧化剂，具有阻止消化道黏膜坏死、促进黏膜修复和溃疡愈合、预防溃疡癌变的作用，能有效维护消化道的功能，为机体提供充足的物质，保障生命顺畅运行。

1. 什么是消化？消化道包括哪些？它有多长？

消化是食物转化为营养的过程。消化是将大块食物经过咀嚼，在胃研磨变成食糜的过程。"消"表示的是量变，是一种机械性消化。"化"是转化的意思，质的变化是一种化学性消化，主要依靠各消化腺分泌的各种消化酶来完成。

消化道是机体的物质供应基地。同时，全身约有70%的免疫组织存在于消化道，故有"消化好，健康好，人长寿"之说。可见，消化道对人体有特殊的功能。

消化道包括口腔、食管、胃、小肠（十二指肠、空肠、回肠）大肠（结肠、直肠），全长8～10m。

2. 硒对口腔有何作用？

口腔是对食物进行机械性消化的场所，通过牙齿咀嚼将大块食物粉碎成小颗粒，与唾液混合成食物团。

硒对口腔的作用如下。

①增强牙齿的健康，提高咀嚼肌的力量，从而将大块食物粉碎。

②提高舌上味蕾细胞的兴奋性，增强味觉，传入中枢，增加食欲。

③增强唾液腺的分泌功能，提高唾液的分泌量，与被粉碎的食物混合，形成滑润的食物团，易于通过食管进入胃。

④提高唾液淀粉酶的分泌合成量并提高其活性，对食物中的淀粉进行初步消化分解。

3. 硒能增强胃功能吗？

胃是人体储存食物的粮仓。从口腔吃进去的食物都装在胃中。通过胃平滑肌的蠕动，食物团与胃液被充分混合成为食糜，进一步消化。胃液中的蛋白酶将食糜中的蛋白质分解成多肽，胃液中的淀粉酶将胃糜中的淀粉分解成麦芽糖。通过胃的蠕动，将胃中的食糜逐步向前推入十二指肠，进行第二步化学性消化。

硒对胃的五大作用如下。

（1）增强胃平滑肌的收缩力。使胃液与食物团充分混合，有利于消化。

（2）增强胃液的分泌，提高胃液中消化酶的活性。促进第一步化学性消化。

（3）提高胃黏膜细胞的自我修复能力，使原有损伤得以修复，对治愈胃炎有帮助。

（4）提高胃黏膜的屏障作用，消除有害物质对胃黏膜的刺激和损伤，促进胃幽门螺杆菌的灭活，防治胃炎和胃癌。

（5）清除自由基，增强免疫，解除胃内变异组织的生长，防治胃癌。

● 4. 硒能调节小肠功能吗？

小肠是消化道中最重要的第二步化学消化的场所。胆汁、胰液、肠液中的消化酶（蛋白酶、脂肪酶、淀粉酶）将从胃中送来的食糜进行最后的消化，把多肽分解为氨基酸，脂肪分解为脂肪酸和甘油，麦芽糖分解为葡萄糖。在小肠蠕动过程中，这些营养物质包括维生素逐步被吸收，剩下的部分为残渣，被推入大肠。

硒通过以下途径调节小肠功能。

（1）增强小肠平滑肌的收缩力，促进肠蠕动，将食糜与小肠液充分混合，进行第二步化学性消化。

（2）促进小肠液的分泌，提高小肠液中消化酶的活性，对食糜充分消化。

（3）促进小肠黏膜的血液循环，提高小肠黏膜对营养物质的吸收。

（4）加强小肠黏膜的屏障作用，调节肠内菌群的平衡，促进有益菌的生长，抑制有害菌的繁殖，阻断食糜的恶性分解，不产生腐败恶臭气体，这就解决了腹胀放矢气的问题。

（5）调节免疫功能，肠道存有大量的免疫组织，促进免疫力的提高，进一步增强了小肠的防御功能及整个机体的抗病能力。

（6）促进肠内的抗氧化功能，进入消化道的自由基在肠道内直接被分解，减少自由基从肠道被吸收进入体内。

5. 大肠对人体有何意义？

大肠是体内垃圾的中转站。食糜通过小肠后，消化和吸收过程基本完成。剩下的残渣、水和电解质进入大肠，进一步将水和电介质吸收，最后的残渣成为粪便，从肛门排出体外。老年人机体逐渐老化，大肠收缩乏力，蠕动减慢，残渣在大肠内停留时间延长，水分吸收过多，造成粪便干结，再加上直肠的便意减弱，粪便在直肠内停留时间再度延长，水分进一步被吸收，造成便秘，此时往往需要服用泻药或借助其他手段辅助才能排出大便，严重影响生活质量。

6. 硒怎样调节大肠功能？

硒对大肠功能有良好的调节作用。

（1）提高大肠平滑肌的收缩力，促进大肠蠕动。缩短粪便在大肠内的停留时间，防止便中水分被过分吸收，减少便干。

（2）提高直肠壁对大便刺激的兴奋性，增强便意和收缩力，缩短大便在直肠内的停留时间，减少大便中水分被吸收过多，使干便变成了成型软便，容易排出。

（3）提高谷胱甘肽过氧化物酶的合成与活性，有力清除脂质过氧化物——氧化胆固醇，减少其对大肠黏膜的刺激，避免大肠内息肉的产生，防治大肠癌（结肠癌与直肠癌）。

（陈日新）

参考文献

1. 陈愉生，高占成. 慢性阻塞性肺疾病 [M]. 北京：人民卫生出版社，1980.
2. 张季平. 临床内科学 [M]. 天津：天津科学技术出版社，1999.
3. 徐承水. 微量元素硒的生物学特性及抗衰老机理 [J]. 微量元素与健康研究，2000，17（2）：72-75.

第十七章　硒与地方病

一、硒与克山病

> 克山病是一种地方性心肌病，对生命和健康危害极大。低硒是引发克山病的重要环境因素；补硒对克山病有较好的防治效果。

● 1. 克山病是一种什么样的疾病？

克山病（Keshan disease，KD）是一种心肌病，亦称地方性心肌病（endemic cardiomyopathy，ECD），最初是在黑龙江省克山县发现的，故命名为克山病。发病类型以急型、亚急型为多，易转为潜在型和慢型。主要临床表现为急性心源性休克及严重的心律失常。一般症状为头昏、胸闷、腹痛、恶心及频繁呕吐，患者面色晦暗，皮肤湿冷，呼吸肤浅，体温偏低，表情淡漠或烦躁不安。克山病的心脏病理改变是心脏实质性坏死、纤维化，致使心肌收缩与舒张功能降低甚至衰竭。历史上克山病的病死率都在 85% 以上，最高曾达 98%，危害极大。目前急性病死率已降至 20% 以下。

大量流行病学、病理解剖学、临床防治及实验室研究结果表明，克山病是一种独立的地方性心肌病。在我国，克山病病区有黑龙江、吉林、辽宁、山东、内蒙古、河北、河南、山西、陕西、甘肃、四川、湖北、云南和西藏 14 个省和自治区，共 328 个县；在国外，除与我国吉林省病区接壤的朝鲜民主主义人民共和国北部长白山东麓地区可能出现过克山病以外，目前尚无证据证明其他国家中存在此病。克山病的发生具有明显的地区性，并且主要发生在农业人口中，多发人群为儿童及生育期妇女。

2. 克山病与硒的关系密切吗？

地质学工作者通过病区外环境材料的分析，证实了从我国东北到西南形成了一个作物硒缺乏带，粮食和水中硒含量较低，这正好与克山病的分布一致。研究人员根据以上观察和实践结果，提出硒缺乏是克山病发生的水土因素。流行病学调查亦发现，克山病病区多处于缺硒地带，病区人群中发硒、血硒及心肌硒水平均低于非病区。近年来对新发潜在型克山病人群的随访调查发现，低硒水平是由潜在型克山病发展为慢型克山病的危险因素之一[1]。

杨光圻等[2]在 1973 年最先关注并研究了克山病与硒之间的联系。研究发现，克山病是由缺硒造成的慢性病程的心肌病，硒代谢失衡会使谷胱甘肽过氧化物酶（GSH-Px）与超氧化物歧化酶（SOD）活性降低，清除自由基的功能降低，从而导致自由基堆积，生物膜氧化，进一步造成心肌细胞损伤[3]。科学家已经从克山病患者的血液和组织中分离出了柯萨奇病毒，并证实克山病是由毒性变强的柯萨奇病毒引起的。人体在缺硒的情况下，普通病毒的致病性会增强，例如柯萨奇病毒可使感冒患者出现没有麻痹的、类似脊髓灰质炎的症状，会有发热和皮疹。这进一步说明克山病的基本发病因素是缺硒。与克山病发病有关的因素中，除水土因素（硒缺乏）及其相关因素外，尚存在其他问题。所以更准确地说，克山病的地方性因素是硒缺乏。

3. 硒预防克山病的效果怎样？

从 1970 年开始，在科研人员研究的基础上，我们国家在克山病病区推广服用亚硒酸钠来补充硒，有效地预防了克山病。至 1980 年，克山病病区基本上消除了克山病。这一成果得到了国外学者的高度评价，1984 年第三届有关硒的国际研讨会上，中国医学科学院杨光圻等做了关于用亚硒酸钠防治克山病的报告，并因该项成果获得国际"施瓦茨奖"。1974—1975 年，中国医学科学院克山病小分队又在四川冕宁县克山病高发区使用亚硒酸钠片，进一步肯定了硒预防克山病的效果；1978 年以后，中国医学科学院克山病小分队继续研究了冕宁县 5 万余名服用硒的公社社员与邻近未服用硒公社社员的发病率，发现 6 年间邻近未服用硒的公社社员的克山病平均发病率为 8.7%，而服用硒组为 0.09%，两者差异显著。

同时，西安医科大学（原西安医学院）于 1975—1976 年在陕西店头公社进行了服用亚硒酸钠片预防克山病的研究，又获得硒预防克山病急性发作的结果：服用硒组（537 人）的发病率为 7.4%，而未服用硒组（540 人）的发病率为 57.4%，两者差异显著，再次证实了硒预防克山病的效果。

1978 年，西安医科大学克山病研究室王世臣教授的"大剂量维生素 C 及硒静脉注射治疗急重型克山病研究"结果显示，大剂量维生素 C 及硒静脉注射可将克山病病死率从 80% 降至 12% 以下，亦证实硒对克山病具有良好的防治效果。

尽管硒防治克山病的效果已被证实，但硒在防治克山病过程中的确切生物学机制尚不清楚。因此，除了开展综合防治措施，科学人员正在加紧进行深入的硒防治克山病的机制研究 [4]。

（杨 铭 韩 峰）

二、硒与大骨节病

大骨节病是由于缺硒引发的地方病，补硒治疗有特效。

1. 大骨节病是一种什么病？

大骨节病是由于缺硒引发的地方病，多发生在吉林、辽宁、黑龙江、山西、陕西、甘肃、西藏等省或自治区[1]。发病地区土壤中含硒量低于 0.150ppm，粮食、水、蔬菜、水果中硒含量都很低。病区人群的发硒低于 0.200ppm，甚至在 0.1025ppm 以下。病区人群体内的谷胱甘肽过氧化物酶含量也低于非病区人群。

病变首先发生在骨骼端。出现软骨板弯曲，厚薄不均，软骨细胞排列不齐，骨化紊乱、迟延、停顿等现象。骨骼毛细血管侵入软骨板深层，将软骨板隔离断或分割成小岛为本病特点。临床上表现为：指、腕、肘、膝、踝关节变形、肥大，使患者身材矮小。但智力发育、生育、寿命如常，由于丧失劳动力，给患者带来极大伤害。

2. 硒对大骨节病有独特疗效吗？

大骨节病是由缺硒引起的，补硒有特效[6]；主要表现在以下 4 个方面。

（1）防止骨骼端的异常变化，骨板不变薄，软骨不变形，软骨细胞排列整齐，骨骼毛细血管走行正常，不深入软骨造成破坏，骨化恢复正常，骨节不肥大。

（2）提高骨板的自我修复能力，使原有病损逐步修复。

（3）防止新发病例，补硒之后不会再发生新的大骨节病。

（4）促进谷胱甘肽过氧化物酶的合成并提高其活性，增强抗氧化、清除自由基的能力，提高骨关节的抗病能力，增加防大骨节病的力度。

（陈日新）

参考文献

1. 刘昕，杨光，王立新，等. 潜在型克山病患者长期跟踪随访及进展危险因素分析 [J]. 四川大学学报（医学版），2016，47（3）：398-400.
2. 杨光圻，王光亚，殷泰安，等. 我国克山病的分布和硒营养状态的关系 [J]. 营养学报，1982，4（3）：191-200.
3. 刘源，王秀红，田晓露，等. 慢型克山病与扩张型心肌病患者血液微量元素测定分析 [J]. 中华地方病杂志，2013，32（2）：201-204.
4. He S L，Tan W H，Zhang Z T，et al. Mitochondrialrelated gene expression profiles suggest an important role of PGC1alpha in the compensatory mechanism of endemic dilated cardiomyopathy [J]. Exp. Cell Res，2013，319（17）：2604 − 2616.
5. 莫东旭，丁德修. 硒与大骨节病关系研究20年 [J]. 中国地方病防治杂志，1997，12（1）：18-21.
6. 陈静宏，王治伦，杨浩杰，等. 低硒与T-2毒素致大鼠的大骨节病动物模型实验研究 [J]. 中国地方病防治杂志，2010，25（2）：98-101.